THAISK KÖKET 2022

FANTASTISKA OCH ENKLA RECEPT FÖR ATT FÖRVÄNDA DINA VÄNNER

INGRID LIND

Sammanfattning

Enkel wokad kyckling 10
Kyckling i tomatsås 12
Kyckling Med Tomater 12
Pocherad kyckling med tomater 13
Kyckling och tomater med svartbönsås 14
Kokt Kyckling Med Grönsaker 15
Kyckling med valnötter 16
Kyckling med valnötter 17
Kyckling med vattenkastanjer 18
Saltad kyckling med vattenkastanjer 19
Kycklingdumplings 21
Krispiga kycklingvingar 22
Five Spice Chicken Wings 23
Marinerade kycklingvingar 24
Riktiga kycklingvingar 26
Kryddade kycklingvingar 28
Grillade kycklingben 29
Hoisin kycklingben 30
Bräserad kyckling 31
Krispig stekt kyckling 32
Hel stekt kyckling 34
Five Spice Chicken 35
Friterade mjuka räkor 36
Räkor Tempura 37
Under gummi 37
Räkor med tofu 39
Räkor Med Tomater 40
Räkor Med Tomatsås 40
Kungsräkor med tomat och chilisås 41
Stekta Räkor Med Tomatsås 42
Räkor Med Grönsaker 44
Räkor med vattenkastanjer 45

Räka wonton 45
Abalone med kyckling 46
Abalone med sparris 47
Abalone med svamp 49
Abalone med ostronsås 50
Ångade musslor 50
Musslor med böngroddar 51
Musslor Med Ingefära Och Vitlök 52
Wokade musslor 53
Krabbkaka 54
Krabbakräm 55
Kinesiskt krabbakött med löv 56
Foo Yung krabba med böngroddar 57
Ingefära krabba 58
Lo Mein krabba 59
Wokad krabba med fläsk 60
Wokat krabbkött 61
Friterade bläckfiskköttbullar 62
Kantonesisk hummer 63
Stekt hummer 64
Ångad hummer med skinka 65
Hummer med svamp 66
Hummerstjärtar med fläsk 67
Wokad hummer 68
Hummer bon 70
Musslor i svartbönsås 71
Musslor med ingefära 72
Ångkokta musslor 73
Stekt ostron 73
Ostron med bacon 74
Stekt ostron med ingefära 75
Ostron med svartbönsås 76
Pilgrimsmusslor med bambuskott 77
Pilgrimsmusslor med ägg 78
Pilgrimsmusslor med broccoli 79
Pilgrimsmusslor med ingefära 81

Pilgrimsmusslor med skinka...82
Ört pilgrimsmussla..83
Wokade pilgrimsmusslor och lök..84
Pilgrimsmusslor Med Grönsaker...85
Pilgrimsmusslor Med Paprika...86
Bläckfisk med böngroddar..87
Stekt bläckfisk...88
Paket Bläckfisk..89
Friterade bläckfiskrullar...91
Wokad bläckfisk..92
Bläckfisk Med Torkad Svamp...93
Bläckfisk Med Grönsaker...94
Bräserad nötkött med anis...95
Nötkött med sparris...96
Nötkött med bambuskott..97
Nötkött med bambuskott och svamp...98
Kinesiskt bräserat nötkött..99
Nötkött med böngroddar..100
Nötkött med broccoli..101
Sesambiff med broccoli..102
Grillat nötkött..104
Kantonesiskt nötkött..105
Nötkött Med Morötter..106
Nötkött med cashewnötter...106
Långsam gryta av nötkött...107
Nötkött med blomkål..108
Nötkött med selleri..109
Stekt Skivor Av Nötkött Med Selleri..110
Skivad nötkött med kyckling och selleri..................................111
Biff med chili...113
Nötkött med kinakål...114
Suey Beef Chop...115
Nötkött med gurka...116
Chow Mein nötkött...117
Gurkstek...119
Bakad biffcurry..120

Marinerad abalone 121
Bräserade bambuskott 123
Kyckling Med Gurka 124
Kyckling Med Sesam 125
Litchi med ingefära 126
Kycklingvingar tillagade i rött 127
Krabbkött Med Gurkan 128
marinerad svamp 129
Marinerad vitlökssvamp 130
Räkor och blomkål 131
Sesamskinka pinnar 132
Kall tofu 133
Kyckling Med Bacon 134
Kyckling Och Banan Pommes Frites 135
Kyckling med ingefära och svamp 136
Kyckling och skinka 138
Grillad kycklinglever 139
Krabbbollar med vattenkastanjer 140
Dim sum 141
Skinka och kycklingrullar 142
Bakade skinka virvlar 144
Rökt pseudofisk 145
Stuvade svampar 147
Svamp I Ostronsås 148
Fläsk och salladsrullar 149
Fläsk Köttbullar Och Kastanjer 151
Fläsk dumplings 152
Fläsk Och Kalvkött Köttbullar 153
Räkfjäril 154
kinesiska räkor 155
Dragon moln 156
Krispiga räkor 157
Räkor Med Ingefära Sås 158
Räkor och nudelrullar 159
räkor rostat bröd 161
Fläsk och räkor wonton med sötsur sås 162

Kycklingbuljong *164*
Fläsk och böngroddarsoppa *165*
Abalone och svampsoppa *166*
Kyckling Och Sparris Soppa *168*
Köttsoppa *169*
Kinesisk nötkött och lövsoppa *170*
Kålsoppa *171*
Kryddig nötköttssoppa *172*
Himmelsk soppa *174*
Kyckling och bambuskott soppa *175*
Kyckling Och Majssoppa *176*
Kyckling Och Ingefära Soppa *177*
Kycklingsoppa med kinesiska svampar *178*
Kyckling Och Rissoppa *179*
Kyckling Och Kokossoppa *180*
Musselsoppa *181*
Äggsoppa *182*
Krabba och pilgrimsmussla soppa *183*
Krabbasoppa *185*
Fisksoppa *186*
Fisk och salladssoppa *187*
Ingefärssoppa med dumplings *189*
Het och sur soppa *190*
Svampsoppa *191*
Svamp Och Kålsoppa *192*
Svampäggsoppa *193*
Vattenbaserad svamp- och kastanjsoppa *194*
Fläsk Och Svamp Soppa *195*
Fläsk och vattenkrasse soppa *196*
Fläsk Och Gurksoppa *197*
Soppa med köttbullar och nudlar *198*
Spenat Och Tofu Soppa *199*
Sockermajs och krabbasoppa *200*
Sichuansoppa *201*
Tofu soppa *203*
Tofu och fisksoppa *204*

Tomatsoppa 205
Tomat Och Spenatsoppa 206
Rova Soppa 207
Pottage 208
Vegetarisk soppa 209
Vattenkrasse soppa 210
Stekt Fisk Med Grönsaker 211
Helbakad fisk 213
Bräserad sojafisk 214

Enkel wokad kyckling

För 4 personer

1 kycklingbröst, tunt skivad
2 skivor ingefära, hackad
2 vårlökar (salladslökar), hackade
15 ml / 1 matsked majsmjöl (majsstärkelse)
15 ml / 1 matsked risvin eller torr sherry
30 ml / 2 matskedar vatten
2,5 ml / ½ tesked salt
45 ml / 3 matskedar jordnötsolja
100 g / 4 oz bambuskott, skivade
100 g svamp, skivad
100 g böngroddar
15 ml / 1 matsked sojasås
5 ml / 1 tesked socker
120 ml / 4 fl oz / ½ kopp kycklingbuljong

Lägg kycklingen i en skål. Blanda ingefära, vårlök, majsmjöl, vin eller sherry, vatten och salt, rör ner kycklingen och låt vila i 1 timme. Hetta upp hälften av oljan och fräs kycklingen tills den fått lite färg, ta sedan ut den från pannan. Hetta upp den återstående oljan och fräs bambuskott, svamp och böngroddar i 4 minuter. Tillsätt sojasås, socker och buljong, låt koka upp, täck och låt sjuda i 5 minuter tills grönsakerna är precis mjuka. Lägg tillbaka kycklingen i pannan, blanda väl och värm upp försiktigt innan servering.

Kyckling i tomatsås

För 4 personer

30 ml / 2 matskedar jordnötsolja

5 ml / 1 tesked salt

2 vitlöksklyftor, krossade

450 g tärnad kyckling

300 ml / ½ pt / 1¼ koppar kycklingbuljong

120 ml / 4 fl oz / ½ kopp tomatketchup (catsup)

15 ml / 1 matsked majsmjöl (majsstärkelse)

4 vårlökar (salladslökar), skivade

Hetta upp oljan med salt och vitlök tills vitlöken är något gyllene. Tillsätt kycklingen och fräs tills den fått lite färg. Tillsätt det mesta av buljongen, låt koka upp, täck och låt sjuda i cirka 15 minuter tills kycklingen är mör. Blanda resterande fond med ketchup och majsmjöl och rör ner i pannan. Sjud under omrörning tills såsen tjocknar och ljusnar. Om såsen är för tunn, låt den puttra en stund tills den har reducerats. Tillsätt vårlöken och låt puttra i 2 minuter innan servering.

Kyckling Med Tomater

För 4 personer

225 g kyckling, tärnad

15 ml / 1 matsked majsmjöl (majsstärkelse)
15 ml / 1 matsked sojasås
15 ml / 1 matsked risvin eller torr sherry
45 ml / 3 matskedar jordnötsolja
1 lök, tärnad
60 ml / 4 matskedar kycklingbuljong
5 ml / 1 tesked salt
5 ml / 1 tesked socker
2 tomater, skalade och tärnade

Blanda kycklingen med majsmjöl, soja och vin eller sherry och låt vila i 30 minuter. Hetta upp oljan och stek kycklingen tills den fått lätt färg. Tillsätt löken och fräs tills den är mjuk. Tillsätt buljong, salt och socker, låt koka upp och rör försiktigt på svag värme tills kycklingen är genomstekt. Tillsätt tomaterna och blanda tills de är uppvärmda.

Pocherad kyckling med tomater

För 4 personer

4 portioner kyckling
4 tomater, skalade och delade i fjärdedelar
15 ml / 1 matsked risvin eller torr sherry
15 ml / 1 matsked jordnötsolja
salt-

Lägg kycklingen i en kastrull och täck med kallt vatten. Koka upp, täck och låt sjuda i 20 minuter. Tillsätt tomater, vin eller sherry, olja och salt, täck och låt sjuda i ytterligare 10 minuter tills kycklingen är genomstekt. Lägg upp kycklingen på ett hett serveringsfat och skär i bitar. Värm såsen och häll över kycklingen till servering.

Kyckling och tomater med svartbönsås

För 4 personer

45 ml / 3 matskedar jordnötsolja

1 vitlöksklyfta, krossad

45 ml / 3 matskedar svart bönsås

225 g kyckling, tärnad

15 ml / 1 matsked risvin eller torr sherry

5 ml / 1 tesked socker

15 ml / 1 matsked sojasås
90 ml / 6 matskedar kycklingbuljong
3 tomater, skalade och delade i fjärdedelar
10 ml / 2 teskedar majsmjöl (majsstärkelse)
45 ml / 3 matskedar vatten

Hetta upp oljan och fräs vitlöken i 30 sekunder. Tillsätt den svarta bönsåsen och fräs i 30 sekunder, tillsätt sedan kycklingen och rör om tills den är väl täckt av olja. Tillsätt vin eller sherry, socker, soja och buljong, låt koka upp, täck och låt sjuda i cirka 5 minuter tills kycklingen är genomstekt. Blanda majsmjöl och vatten tills du har en pasta, rör i pannan och låt sjuda under omrörning tills såsen klarnar och tjocknar.

Kokt Kyckling Med Grönsaker

För 4 personer
1 äggvita
50 g majsmjöl (majsstärkelse)
225 g kycklingbröst, skurna i strimlor
75 ml / 5 matskedar jordnötsolja
200 g / 7 oz bambuskott, skurna i strimlor
50 g böngroddar
1 grön paprika, skuren i strimlor
3 vårlökar (salladslökar), skivade

1 skiva ingefära, hackad

1 vitlöksklyfta, hackad

15 ml / 1 matsked risvin eller torr sherry

Vispa äggvitan och majsmjölet och doppa sedan kycklingstrimlorna i blandningen. Hetta upp oljan till lagom het och stek kycklingen i några minuter tills den precis är genomstekt. Ta bort från pannan och låt rinna av väl. Tillsätt bambuskott, böngroddar, paprika, lök, ingefära och vitlök i pannan och fräs i 3 minuter. Tillsätt vinet eller sherryn och lägg tillbaka kycklingen i pannan. Blanda väl och värm innan servering.

Kyckling med valnötter

För 4 personer

45 ml / 3 matskedar jordnötsolja

2 vårlökar (salladslökar), hackade

1 skiva ingefära, hackad

450 g kycklingbröst, tunt skivad

50 g skinka, hackad

30 ml / 2 matskedar sojasås

30 ml / 2 matskedar risvin eller torr sherry

5 ml / 1 tesked socker

5 ml / 1 tesked salt

100 g / 4 oz / 1 kopp valnötter, hackade

Hetta upp oljan och fräs lök och ingefära i 1 minut. Tillsätt kycklingen och skinkan och fräs i 5 minuter tills de nästan är genomstekta. Tillsätt sojasås, vin eller sherry, socker och salt och fräs i 3 minuter. Tillsätt valnötterna och fräs i 1 minut tills ingredienserna är väl blandade.

Kyckling med valnötter

För 4 personer

100 g / 4 oz / 1 kopp skalade valnötter, halverade

stek olja

45 ml / 3 matskedar jordnötsolja

2 skivor ingefära, hackad

225 g kyckling, tärnad

100 g / 4 oz bambuskott, skivade

75 ml / 5 matskedar kycklingbuljong

Förbered valnötterna, hetta upp oljan och stek valnötterna tills de är gyllenbruna, låt dem rinna av väl. Hetta upp jordnötsolja och fräs ingefäran i 30 sekunder. Tillsätt kycklingen och fräs tills den fått lite färg. Tillsätt resterande ingredienser, låt koka upp och låt sjuda under omrörning tills kycklingen är genomstekt.

Kyckling med vattenkastanjer

För 4 personer

45 ml / 3 matskedar jordnötsolja

2 vitlöksklyftor, krossade

2 vårlökar (salladslökar), hackade

1 skiva ingefära, hackad

225 g kycklingbröst, skuren i flingor

100 g vattenkastanjer, skurna i flingor

45 ml / 3 matskedar sojasås

15 ml / 1 matsked risvin eller torr sherry

5 ml / 1 tesked majsmjöl (majsstärkelse)

Hetta upp oljan och fräs vitlök, vårlök och ingefära tills de fått lite färg. Tillsätt kycklingen och fräs i 5 minuter. Tillsätt vattenkastanjerna och fräs i 3 minuter. Tillsätt sojasås, vin eller sherry och majsmjöl och fräs i cirka 5 minuter tills kycklingen är genomstekt.

Saltad kyckling med vattenkastanjer

För 4 personer

30 ml / 2 matskedar jordnötsolja

4 bitar kyckling

3 ramslökar (salladslökar), hackade

2 vitlöksklyftor, krossade

1 skiva ingefära, hackad

250 ml / 8 fl oz / 1 kopp sojasås

30 ml / 2 matskedar risvin eller torr sherry

30 ml / 2 matskedar farinsocker

5 ml / 1 tesked salt

375 ml / 13 fl oz / 1¼ koppar vatten

225 g vattenkastanjer, skivade

15 ml / 1 matsked majsmjöl (majsstärkelse)

Hetta upp oljan och stek kycklingbitarna tills de är gyllene.

Tillsätt vårlöken, vitlöken och ingefäran och fräs i 2 minuter.

Tillsätt sojasås, vin eller sherry, socker och salt och blanda väl.

Tillsätt vatten och koka upp, täck och låt sjuda i 20 minuter.

Tillsätt vattenkastanjerna, täck över och koka i ytterligare 20 minuter. Blanda majsmjölet med lite vatten, blanda ner det i såsen och låt sjuda under omrörning tills såsen klarnar och tjocknar.

Kycklingdumplings

För 4 personer

4 torkade kinesiska svampar
450 g kycklingbröst, finhackad
225 g blandat grönt, hackat
1 vårlök (salladslök), hackad
15 ml / 1 matsked sojasås
2,5 ml / ½ tesked salt
40 wonton skinn
1 ägg, uppvispat

Blötlägg svampen i varmt vatten i 30 minuter och låt dem rinna av. Ta bort stjälkarna och hacka hattarna. Blanda med kyckling, grönsaker, soja och salt.

För att vika wontons, håll huden i din vänstra hand och häll lite av fyllningen i mitten. Fukta kanterna med ägget och vik skalet till en triangel, försegla kanterna. Fukta hörnen med ägget och vänd ihop dem.

Koka upp en kastrull med vatten. Tillsätt wontons och låt sjuda i cirka 10 minuter tills de når ytan.

Krispiga kycklingvingar

För 4 personer

900g / 2lbs kycklingvingar
60 ml / 4 matskedar risvin eller torr sherry
60 ml / 4 matskedar sojasås
50 g / 2 oz / ½ kopp majsmjöl (majsstärkelse)
jordnötsolja (jordnöt) för stekning

Lägg kycklingvingarna i en skål. Blanda övriga ingredienser och häll dem över kycklingvingarna, blanda väl så att de täcks av såsen. Täck över och låt vila i 30 minuter. Hetta upp oljan och stek kycklingen lite i taget tills den är genomstekt och mörkbrun. Låt rinna av väl på absorberande papper och håll varmt medan du steker resterande kyckling.

Five Spice Chicken Wings

För 4 personer

30 ml / 2 matskedar jordnötsolja
2 vitöksklyftor, krossade
450 g / 1 pund kycklingvingar
250 ml / 8 fl oz / 1 kopp kycklingbuljong
30 ml / 2 matskedar sojasås
5 ml / 1 tesked socker
5 ml / 1 tsk femkryddspulver

Hetta upp olja och vitlök tills vitlöken är lätt gyllene. Tillsätt kycklingen och stek tills den fått lite färg. Tillsätt övriga ingredienser, blanda väl och låt koka upp. Täck över och låt sjuda i cirka 15 minuter tills kycklingen är genomstekt. Ta av locket och fortsätt att sjuda, rör om då och då, tills nästan all vätska har avdunstat. Servera varm eller kall.

Marinerade kycklingvingar

För 4 personer

45 ml / 3 matskedar sojasås

45 ml / 3 matskedar risvin eller torr sherry

30 ml / 2 matskedar farinsocker

5 ml / 1 tesked riven ingefärarot

2 vitlöksklyftor, krossade

6 vårlökar (salladslökar), skivade

450 g / 1 pund kycklingvingar

30 ml / 2 matskedar jordnötsolja

225 g / 8 oz bambuskott, skivade

20 ml / 4 teskedar majsmjöl (majsstärkelse)

175 ml / 6 fl oz / ¾ kopp kycklingbuljong

Blanda sojasås, vin eller sherry, socker, ingefära, vitlök och vårlök. Tillsätt kycklingvingarna och blanda för att täcka helt. Täck över och låt vila i 1 timme, rör om då och då. Hetta upp oljan och fräs bambuskotten i 2 minuter. Ta bort dem från pannan. Låt kycklingen och löken rinna av, spara marinaden. Hetta upp oljan och fräs kycklingen gyllene på alla sidor. Täck över och koka i ytterligare 20 minuter tills kycklingen är mör. Blanda majsstärkelsen med buljongen och marinaden som ställs åt sidan. Häll över kycklingen och låt koka upp under omrörning tills såsen har tjocknat. Tillsätt bambuskotten och låt sjuda under omrörning i ytterligare 2 minuter.

Riktiga kycklingvingar

För 4 personer

12 kycklingvingar

250 ml / 8 fl oz / 1 kopp jordnötsolja

15 ml / 1 matsked strösocker

2 vårlökar (salladslökar), skurna i bitar

5 skivor ingefärarot

5 ml / 1 tesked salt

45 ml / 3 matskedar sojasås

250 ml / 1 kopp risvin eller torr sherry

250 ml / 8 fl oz / 1 kopp kycklingbuljong

10 skivor bambuskott

15 ml / 1 matsked majsmjöl (majsstärkelse)

15 ml / 1 matsked vatten

2,5 ml / ½ tesked sesamolja

Blanchera kycklingvingarna i kokande vatten i 5 minuter och låt dem rinna av väl. Hetta upp oljan, tillsätt sockret och blanda tills det smält och gyllene. Tillsätt kyckling, vårlök, ingefära, salt, soja, vin och fond, låt koka upp och låt sjuda i 20 minuter. Tillsätt bambuskotten och låt sjuda i 2 minuter eller tills vätskan nästan har avdunstat. Blanda majsmjölet med vattnet, blanda det i pannan och rör om tills det blir tjockt. Överför kycklingvingarna till en varm serveringsform och servera beströdd med sesamolja.

Kryddade kycklingvingar

För 4 personer

30 ml / 2 matskedar jordnötsolja

5 ml / 1 tesked salt

2 vitloksklyftor, krossade

900g / 2lbs kycklingvingar

30 ml / 2 matskedar risvin eller torr sherry

30 ml / 2 matskedar sojasås

30 ml / 2 matskedar tomatsås (pasta)

15 ml / 1 matsked Worcestershiresås

Hetta upp olja, salt och vitlök och fräs tills vitlöken blir något gyllene. Tillsätt kycklingvingarna och stek, rör om ofta, i cirka 10 minuter tills de är gyllenbruna och nästan helt genomstekta. Tillsätt resterande ingredienser och fräs i cirka 5 minuter tills kycklingen är knaprig och genomstekt.

Grillade kycklingben

För 4 personer

16 kycklinglår

30 ml / 2 matskedar risvin eller torr sherry

30 ml / 2 matskedar vinäger

30 ml / 2 matskedar olivolja

salt och nymalen peppar

120 ml / 4 fl oz / ½ kopp apelsinjuice

30 ml / 2 matskedar sojasås

30 ml / 2 matskedar honung

15 ml / 1 matsked citronsaft

2 skivor ingefära, hackad

120 ml / 4 fl oz / ½ kopp chilisås

Blanda alla ingredienser utom chilisåsen, täck över och låt marinera i kylen över natten. Ta bort kycklingen från marinaden och grilla eller grilla (stekt) i cirka 25 minuter, vänd och kombinera med chilisåsen medan den tillagas.

Hoisin kycklingben

För 4 personer

8 kycklinglår

600 ml / 1 pt / 2½ koppar kycklingbuljong

salt och nymalen peppar

250 ml / 8 fl oz / 1 kopp hoisinsås

30 ml / 2 matskedar vanligt mjöl (för alla användningsområden)

2 vispade ägg

100 g / 4 oz / 1 kopp ströbröd

stek olja

Lägg ätpinnarna och buljongen i en kastrull, låt koka upp, täck över och låt sjuda i 20 minuter tills de är kokta. Ta ut kycklingen från pannan och klappa torr på absorberande papper. Lägg kycklingen i en skål och smaka av med salt och peppar. Häll över hoisinsåsen och låt marinera i 1 timme. Dränera. Lägg kycklingen i mjölet, täck den sedan med ägg och ströbröd, sedan igen i ägg och ströbröd. Hetta upp oljan och stek kycklingen i ca 5 minuter tills den är gyllenbrun. Låt rinna av på absorberande papper och servera varm eller kall.

Bräserad kyckling

För 4-6 personer

75 ml / 5 matskedar jordnötsolja
1 kyckling
3 vårlökar (salladslökar), skivade
3 skivor ingefärarot
120 ml / 4 fl oz / ½ kopp sojasås
30 ml / 2 matskedar risvin eller torr sherry
5 ml / 1 tesked socker

Hetta upp oljan och stek kycklingen tills den är gyllenbrun. Tillsätt vårlök, ingefära, sojasås och vin eller sherry och låt koka upp. Täck över och låt sjuda i 30 minuter, vänd då och då. Tillsätt sockret, täck och låt sjuda i ytterligare 30 minuter tills kycklingen är genomstekt.

Krispig stekt kyckling

För 4 personer

1 kyckling

salt-

30 ml / 2 matskedar risvin eller torr sherry

3 vårlökar (salladslökar), tärnade

1 skiva ingefärarot

30 ml / 2 matskedar sojasås

30 ml / 2 matskedar socker

5 ml / 1 tesked hela kryddnejlika

5 ml / 1 tesked salt

5 ml / 1 tesked pepparkorn

150 ml / ¼ pt / generös ½ kopp kycklingbuljong

stek olja

1 sallad, hackad

4 tomater, skivade

½ gurka, skivad

Gnid in kycklingen med salt och låt vila i 3 timmar. Skölj och lägg i en skål. Tillsätt vin eller sherry, ingefära, soja, socker, kryddnejlika, salt, pepparkorn och buljong och tråckla väl. Placera skålen i en ångkokare, täck över och ånga i ca 2¼ timmar tills kycklingen är helt genomstekt. Dränera. Hetta upp oljan tills den ryker, tillsätt sedan kycklingen och stek tills den är gyllenbrun. Stek i ytterligare 5 minuter och ta sedan ur oljan och låt rinna av. Skär dem i bitar och lägg dem på en uppvärmd tallrik. Garnera med sallad, tomater och gurka och servera med en peppar- och saltsås.

Hel stekt kyckling

För 5 personer

1 kyckling

10 ml / 2 teskedar salt

15 ml / 1 matsked risvin eller torr sherry

2 vårlökar (schalottenlök), halverade

3 skivor ingefära rot, skuren i strimlor

stek olja

Torka kycklingen och gnugga skinnet med salt och vin eller sherry. Lägg vårlöken och ingefäran i håligheten. Häng kycklingen att torka på en sval plats i ca 3 timmar. Hetta upp oljan och lägg kycklingen i en stekkorg. Doppa försiktigt i oljan och tråckla kontinuerligt in och ut tills kycklingen fått lätt färg. Ta bort från oljan och låt svalna något medan du värmer oljan. Stek igen tills de är gyllenbruna. Låt dem rinna av väl och skär dem i bitar.

Five Spice Chicken

För 4-6 personer

1 kyckling

120 ml / 4 fl oz / ½ kopp sojasås

2,5 cm / 1 bit ingefära rot, hackad

1 vitlöksklyfta, krossad

15 ml / 1 matsked femkryddspulver

30 ml / 2 matskedar risvin eller torr sherry

30 ml / 2 matskedar honung

2,5 ml / ½ tesked sesamolja

stek olja

30 ml / 2 matskedar salt

5 ml / 1 tsk nymalen peppar

Lägg kycklingen i en stor kastrull och fyll på med vatten upp till mitten av låret. Spara 15 ml / 1 matsked sojasås och tillsätt resten i pannan med ingefära, vitlök och hälften av femkryddspulvret. Koka upp, täck och låt sjuda i 5 minuter. Stäng av värmen och låt kycklingen vila i vattnet tills vattnet är ljummet. Dränera.

Skär kycklingen på mitten på längden och lägg den skurna sidan nedåt på en plåt. Blanda den återstående sojasåsen och pulvret med fem kryddor med vin eller sherry, honung och sesamolja. Gnid in blandningen på kycklingen och låt den stå i 2 timmar, pensla med blandningen då och då. Hetta upp oljan och stek kycklinghalvorna i cirka 15 minuter tills de är gyllenbruna och genomstekta. Låt dem rinna av på absorberande papper och skär dem i bitar av portionsstorleken.

Blanda under tiden salt och peppar och värm i en torr panna i ca 2 minuter. Servera som sås till kycklingen.

Friterade mjuka räkor

Det serverar 4

75 g / 3 oz / råga ¬ º kopp majsmjöl (majsstärkelse)

1 äggvita

5 ml / 1 tsk risvin eller torr sherry

salt-

350 g skalade räkor

stek olja

Vispa samman maizena, äggvita, vin eller sherry och en nypa salt till en tjock smet. Doppa räkorna i smeten tills de är väl belagda. Hetta upp oljan tills den är varm och stek räkorna i några minuter tills de är gyllenbruna. Ta bort från oljan, värm tills det är varmt och stek sedan räkorna igen tills de är knapriga och gyllene.

Räkor Tempura

Det serverar 4

450 g skalade räkor
30 ml / 2 matskedar mjöl (för alla användningsområden).
30 ml / 2 matskedar majsmjöl (majsstärkelse)
30 ml / 2 matskedar vatten
2 ägg, vispade
stek olja

Skär räkorna på mitten på insidan av kurvan och öppna dem för att bilda en fjäril. Blanda mjöl, majsstärkelse och vatten tills det bildas en smet och rör sedan ner äggen. Hetta upp oljan och stek räkorna tills de är gyllenbruna.

Under gummi

Det serverar 4

30 ml / 2 matskedar jordnötsolja (jordnöt).

2 vårlökar (salladslökar), hackade

1 vitlöksklyfta, krossad

1 skiva ingefära, hackad

100 g kycklingbröst, skuren i strimlor

100 g skinka, skuren i strimlor

100 g bambuskott, skurna i remsor

100 g vattenkastanjer, skurna i strimlor

225 g skalade räkor

30 ml / 2 matskedar sojasås

30 ml / 2 matskedar risvin eller torr sherry

5 ml / 1 tesked salt

5 ml / 1 tesked socker

5 ml / 1 tesked majsmjöl (majsstärkelse)

Hetta upp oljan och fräs vårlök, vitlök och ingefära tills de är gyllenbruna. Tillsätt kycklingen och fräs i 1 minut. Tillsätt skinka, bambuskott och vattenkastanjer och fräs i 3 minuter. Tillsätt räkorna och fräs i 1 minut. Tillsätt sojasås, vin eller sherry, salt och socker och fräs i 2 minuter. Blanda majsstärkelsen med lite vatten, häll den i pannan och låt sjuda under omrörning i 2 minuter.

Räkor med tofu

Det serverar 4

45 ml / 3 matskedar jordnötsolja (jordnöt).

225 g tofu, tärnad

1 vårlök (salladslök), hackad

1 vitlöksklyfta, krossad

15 ml / 1 matsked sojasås

5 ml / 1 tesked socker

90 ml / 6 matskedar fiskbuljong

225 g skalade räkor

15 ml / 1 matsked majsmjöl (majsstärkelse)

45 ml / 3 matskedar vatten

Hetta upp hälften av oljan och stek tofun tills den fått lite färg, ta sedan bort den från pannan. Hetta upp resten av oljan och fräs vårlöken och vitlöken tills den är gyllenbrun. Tillsätt soja, socker och fond och låt koka upp. Tillsätt räkorna och rör om på låg värme i 3 minuter. Blanda majsmjöl och vatten till en pasta, rör ner i pannan och låt sjuda under omrörning tills såsen tjocknar. Lägg tillbaka tofun i kastrullen och låt sjuda försiktigt tills den är varm.

Räkor Med Tomater

Det serverar 4

2 äggvitor
30 ml / 2 matskedar majsmjöl (majsstärkelse)
5 ml / 1 tesked salt
450 g skalade räkor
stek olja
30 ml / 2 matskedar risvin eller torr sherry
225 g tomater, skalade, kärnade och hackade

Blanda äggvitan, maizena och salt. Tillsätt räkorna tills de är väl täckta. Hetta upp oljan och stek räkorna tills de är genomstekta. Häll i allt utom 15 ml / 1 matsked olja och värm upp. Tillsätt vin eller sherry och tomater och låt koka upp. Lägg i räkorna och värm dem snabbt innan servering.

Räkor Med Tomatsås

Det serverar 4

30 ml / 2 matskedar jordnötsolja (jordnöt).
1 vitloksklyfta, krossad

2 skivor ingefära, hackad

2,5 ml / ½ tesked salt

15 ml / 1 matsked risvin eller torr sherry

15 ml / 1 matsked sojasås

6 ml / 4 matskedar ketchup (catsup)

120 ml / 4 fl oz / ½ kopp fiskbuljong

350 g skalade räkor

10 ml / 2 teskedar majsmjöl (majsstärkelse)

30 ml / 2 matskedar vatten

Hetta upp oljan och fräs vitlök, ingefära och salt i 2 minuter. Tillsätt vin eller sherry, sojasås, ketchup och fond och låt koka upp. Tillsätt räkorna, täck över och koka i 2 minuter. Blanda majsmjöl och vatten tills du har en deg, häll den i pannan och låt sjuda under omrörning tills såsen klarnar och tjocknar.

Kungsräkor med tomat och chilisås

Det serverar 4

60 ml / 4 matskedar jordnötsolja (jordnöt).

15 ml / 1 matsked finhackad ingefära

15 ml / 1 matsked finhackad vitlök

15 ml / 1 matsked hackad vårlök
60 ml / 4 matskedar tomatpuré √ © e (pasta)
15 ml / 1 matsked chilisås
450 g skalade räkor
15 ml / 1 matsked majsmjöl (majsstärkelse)
15 ml / 1 matsked vatten

Hetta upp oljan och fräs ingefära, vitlök och vårlök i 1 minut. Tillsätt tomatpurén och chilisåsen och blanda väl. Tillsätt räkorna och fräs i 2 minuter. Mixa majsmjöl och vatten till en jämn smet, rör ner i pannan och låt sjuda tills såsen tjocknar. Servera omedelbart.

Stekta Räkor Med Tomatsås

Det serverar 4

50 g / 2 oz / ¬Ω kopp vanligt mjöl (all-purpose).
2,5 ml / ¬Ω tesked salt
1 ägg, lätt uppvispat
30 ml / 2 matskedar vatten

450 g skalade räkor

stek olja

30 ml / 2 matskedar jordnötsolja (jordnöt).

1 lök, finhackad

2 skivor ingefära, hackad

75 ml / 5 matskedar ketchup (catsup)

10 ml / 2 teskedar majsmjöl (majsstärkelse)

30 ml / 2 matskedar vatten

Vispa ihop mjöl, salt, ägg och vatten tills du får en smet, tillsätt eventuellt lite vatten. Blanda med räkorna tills de är väl täckta. Hetta upp oljan och stek räkorna i några minuter tills de är knapriga och gyllene. Låt rinna av på hushållspapper.

Värm under tiden oljan och fräs löken och ingefäran tills den är mjuk. Tillsätt ketchupen och låt sjuda i 3 minuter. Blanda majsmjöl och vatten tills du har en pasta, rör ner i pannan och låt sjuda under omrörning tills såsen tjocknar. Tillsätt räkorna i pannan och låt puttra tills de är väl uppvärmda. Servera omedelbart.

Räkor Med Grönsaker

Det serverar 4

15 ml / 1 matsked jordnötsolja (jordnöt).

225 g / 8 oz broccolibuketter

225 g champinjoner

225 g bambuskott, skivade

450 g skalade räkor

120 ml / 4 fl oz / ½ kopp kycklingbuljong

5 ml / 1 tesked majsmjöl (majsstärkelse)

5 ml / 1 tesked ostronsås

2,5 ml / ½ tesked socker

2,5 ml / ½ tesked riven ingefärarot

en nypa nymalen peppar

Hetta upp oljan och fräs broccolin i 1 minut. Tillsätt svampen och bambuskotten och fräs i 2 minuter. Tillsätt räkorna och fräs i 2 minuter. Blanda de övriga ingredienserna och lägg i räkblandningen. Koka upp under omrörning och låt sjuda i 1 minut under konstant omrörning.

Räkor med vattenkastanjer

Det serverar 4

60 ml / 4 matskedar jordnötsolja (jordnöt).
1 vitlöksklyfta, hackad
1 skiva ingefära, hackad
450 g skalade räkor
30 ml / 2 matskedar risvin eller torr sherry 225 g / 8 oz
vattenkastanjer, skivade
30 ml / 2 matskedar sojasås
15 ml / 1 matsked majsmjöl (majsstärkelse)
45 ml / 3 matskedar vatten

Hetta upp oljan och fräs vitlök och ingefära tills de är gyllenbruna. Tillsätt räkorna och fräs i 1 minut. Tillsätt vinet eller sherryn och blanda väl. Tillsätt vattenkastanjerna och fräs i 5 minuter. Tillsätt övriga ingredienser och fräs i 2 minuter.

Räka wonton

Det serverar 4

450 g skalade räkor, hackade
225 g blandat grönt, hackat
15 ml / 1 matsked sojasås
2,5 ml / ¬Ω tesked salt
några droppar sesamolja
40 wonton skinn
stek olja

Blanda räkor, grönsaker, soja, salt och sesamolja.

För att vika wontons, håll huden i din vänstra hand och häll lite av fyllningen i mitten. Fukta kanterna med ägget och vik skalet till en triangel, försegla kanterna. Fukta hörnen med ägget och vrid ihop dem.

Hetta upp oljan och stek wontons några åt gången tills de är gyllenbruna. Låt rinna av väl före servering.

Abalone med kyckling

Det serverar 4
400 g konserverad abalone

30 ml / 2 matskedar jordnötsolja (jordnöt).
100 g kycklingbröst, i tärningar
100 g bambuskott, skivade
250 ml / 8 fl oz / 1 kopp fiskbuljong
15 ml / 1 matsked risvin eller torr sherry
5 ml / 1 tesked socker
2,5 ml / ¬Ω tesked salt
15 ml / 1 matsked majsmjöl (majsstärkelse)
45 ml / 3 matskedar vatten

Låt rinna av och skiva abalonen, spara saften. Hetta upp oljan och fräs kycklingen tills den fått lätt färg. Tillsätt abalonen och bambuskotten och fräs i 1 minut. Tillsätt abalonevätskan, buljong, vin eller sherry, socker och salt, låt koka upp och låt sjuda i 2 minuter. Blanda majsmjöl och vatten tills du har en pasta och låt sjuda under omrörning tills såsen har klarnat och tjocknat. Servera omedelbart.

Abalone med sparris

Det serverar 4

10 torkade kinesiska svampar

30 ml / 2 matskedar jordnötsolja (jordnöt).

15 ml / 1 matsked vatten

225 g sparris

2,5 ml / ½ tesked fisksås

15 ml / 1 matsked majsmjöl (majsstärkelse)

225 g / 8 oz konserverad abalone, skivad

60 ml / 4 matskedar buljong

½ liten morot, skivad

5 ml / 1 tesked sojasås

5 ml / 1 tesked ostronsås

5 ml / 1 tsk risvin eller torr sherry

Blötlägg svampen i varmt vatten i 30 minuter, låt sedan rinna av. Kassera stjälkarna. Värm 15 ml / 1 matsked olja med vatten och stek svampkapsylerna i 10 minuter. Koka under tiden sparrisen i kokande vatten med fisksåsen och 5 ml / 1 tsk majsstärkelse tills den är mjuk. Låt rinna av väl och lägg upp på ett varmt serveringsfat med svampen. Håll dem varma. Hetta upp den återstående oljan och stek abalonen i några sekunder, tillsätt sedan buljongen, moroten, sojasåsen, ostronsåsen, vinet eller sherryn och den återstående majsstärkelsen. Koka i cirka 5 minuter tills den är genomstekt, häll sedan sparrisen över och servera.

Abalone med svamp

Det serverar 4

6 torkade kinesiska svampar
400 g konserverad abalone
45 ml / 3 matskedar jordnötsolja (jordnöt).
2,5 ml / ¬Ω tesked salt
15 ml / 1 matsked risvin eller torr sherry
3 ramslökar (salladslökar), skurna i tjocka skivor

Blötlägg svampen i varmt vatten i 30 minuter, låt sedan rinna av. Ta bort stjälkarna och skiva locken. Låt rinna av och skiva abalonen, spara saften. Hetta upp oljan och fräs salt och svamp i 2 minuter. Tillsätt abalonevätskan och sherryn, låt koka upp, täck och låt sjuda i 3 minuter. Tillsätt abalonen och vårlöken och låt puttra tills den är väl uppvärmd. Servera omedelbart.

Abalone med ostronsås

Det serverar 4

400 g konserverad abalone

15 ml / 1 matsked majsmjöl (majsstärkelse)

15 ml / 1 matsked sojasås

45 ml / 3 matskedar ostronsås

30 ml / 2 matskedar jordnötsolja (jordnöt).

50 g rökt skinka, hackad

Töm burken med abalone och förvara 90 ml / 6 msk vätska. Blanda detta med majsstärkelse, soja och ostronsås. Hetta upp oljan och fräs den avrunna abalonen i 1 minut. Tillsätt såsblandningen och låt sjuda under omrörning i cirka 1 minut tills den är varm. Överför till en varm serveringsform och servera garnerad med skinka.

Ångade musslor

Det serverar 4

24 musslor

Rengör musslorna väl och blötlägg dem i saltat vatten i några timmar. Skölj under rinnande vatten och lägg dem på en djup ugnsplatta. Placera den på en grill i ångkokaren, täck över och ånga i mjukt kokande vatten i cirka 10 minuter tills alla musslor har öppnat sig. Släng allt som förblir stängt. Servera med såser.

Musslor med böngroddar

Det serverar 4

24 musslor

15 ml / 1 matsked jordnötsolja (jordnöt).

150 g böngroddar

1 grön paprika, skuren i strimlor

2 vårlökar (salladslökar), hackade

15 ml / 1 matsked risvin eller torr sherry

salt och nymalen peppar

2,5 ml / ¬Ω tesked sesamolja

50 g rökt skinka, hackad

Rengör musslorna väl och blötlägg dem i saltat vatten i några timmar. Skölj under rinnande vatten. Koka upp en kastrull med vatten, tillsätt musslorna och koka några minuter tills de öppnar sig. Töm och kassera allt som har förblivit stängt. Ta bort musslorna från skalen.

Hetta upp oljan och fräs böngroddarna i 1 minut. Tillsätt paprikan och vårlöken och fräs i 2 minuter. Tillsätt vinet eller sherryn och smaka av med salt och peppar. Värm, blanda sedan in musslorna och blanda tills de är väl blandade och väl uppvärmda. Lägg över till ett varmt serveringsfat och servera strö över sesamolja och skinka.

Musslor Med Ingefära Och Vitlök

Det serverar 4

24 musslor

15 ml / 1 matsked jordnötsolja (jordnöt).

2 skivor ingefära, hackad

2 vitlöksklyftor, krossade

15 ml / 1 matsked vatten

5 ml / 1 tsk sesamolja

salt och nymalen peppar

Rengör musslorna väl och blötlägg dem i saltat vatten i några timmar. Skölj under rinnande vatten. Hetta upp oljan och fräs ingefära och vitlök i 30 sekunder. Tillsätt musslor, vatten och sesamolja, täck över och koka i cirka 5 minuter tills musslorna öppnar sig. Släng allt som förblir stängt. Krydda lätt med salt och peppar och servera genast.

Wokade musslor

Det serverar 4

24 musslor
60 ml / 4 matskedar jordnötsolja (jordnöt).
4 vitlöksklyftor, hackade
1 lök, hackad
2,5 ml / ¬Ω tesked salt

Rengör musslorna väl och blötlägg dem i saltat vatten i några timmar. Skölj under rinnande vatten och torka sedan. Hetta upp oljan och fräs vitlök, lök och salt tills det är mjukt. Tillsätt musslorna, täck över och koka på låg värme i cirka 5 minuter tills alla skal har öppnat sig. Släng allt som förblir stängt. Stek försiktigt i ytterligare 1 minut, smörj med olja.

Krabbkaka

Det serverar 4

225 g böngroddar

60 ml / 4 matskedar jordnötsolja (jordnöt) 100 g / 4 oz

bambuskott, skurna i strimlor

1 lök, hackad

225 g krabbakött, i flingor

4 ägg, lätt vispade

15 ml / 1 matsked majsmjöl (majsstärkelse)

30 ml / 2 matskedar sojasås

salt och nymalen peppar

Blanchera böngroddarna i kokande vatten i 4 minuter och låt dem rinna av. Hetta upp hälften av oljan och fräs böngroddar, bambuskott och lök tills de är mjuka. Ta av från värmen och tillsätt övriga ingredienser utom oljan. Hetta upp den återstående oljan i en ren panna och stek krabbaköttsblandningen med skedar till små kakor. Stek tills de är gyllenbruna på båda sidor, servera sedan på en gång.

Krabbakräm

Det serverar 4

225 g krabbkött
5 ägg, vispade
1 vårlök (schalottenlök) finhackad
250 ml / 8 fl oz / 1 kopp vatten
5 ml / 1 tesked salt
5 ml / 1 tsk sesamolja

Blanda alla ingredienser väl. Lägg i en skål, täck över och lägg ovanpå dubbelpannan över hett vatten eller på ett ånggaller. Ånga i cirka 35 minuter tills du får en vaniljsås, rör om då och då. Servera med ris.

Kinesiskt krabbakött med löv

Det serverar 4

450 g / 1 pund kinesiska blad, rivna

45 ml / 3 matskedar vegetabilisk olja

2 vårlökar (salladslökar), hackade

225 g krabbkött

15 ml / 1 matsked sojasås

15 ml / 1 matsked risvin eller torr sherry

5 ml / 1 tesked salt

Blanchera de kinesiska bladen i kokande vatten i 2 minuter, låt rinna av väl och skölj i kallt vatten. Hetta upp oljan och fräs vårlöken tills den är gyllenbrun. Tillsätt krabbaköttet och fräs i 2 minuter. Tillsätt de kinesiska bladen och fräs i 4 minuter. Tillsätt sojasås, vin eller sherry och salt och blanda väl. Tillsätt buljongen och majsstärkelsen, låt koka upp och låt sjuda under omrörning i 2 minuter tills såsen har blivit ljusare och tjocknat.

Foo Yung krabba med böngroddar

Det serverar 4

6 ägg, vispade

45 ml / 3 matskedar majsmjöl (majsstärkelse)

225 g krabbkött

100 g böngroddar

2 ramslökar (salladslökar), fint hackade

2,5 ml / ¬Ω tesked salt

45 ml / 3 matskedar jordnötsolja (jordnöt).

Vispa äggen och vispa sedan maizena. Blanda de övriga ingredienserna förutom oljan. Hetta upp oljan och häll blandningen i pannan lite i taget för att få små pannkakor på ca 7,5 cm i diameter. Stek tills de är gyllenbruna i botten, vänd sedan och bryn på andra sidan.

Ingefära krabba

Det serverar 4

15 ml / 1 matsked jordnötsolja (jordnöt).

2 skivor ingefära, hackad

4 vårlökar (salladslökar), hackade

3 vitöksklyftor, krossade

1 röd chili, hackad

350 g krabbakött, i flingor

2,5 ml / ¬Ω tesked fiskpasta

2,5 ml / ¬Ω tesked sesamolja

15 ml / 1 matsked risvin eller torr sherry

5 ml / 1 tesked majsmjöl (majsstärkelse)

15 ml / 1 matsked vatten

Hetta upp oljan och fräs ingefära, vårlök, vitlök och chili i 2 minuter. Tillsätt krabbaköttet och blanda tills det är väl täckt med kryddor. Tillsätt fiskpastan. Blanda övriga ingredienser tills du får en pasta, häll dem sedan i pannan och fräs i 1 minut. Servera omedelbart.

Lo Mein krabba

Det serverar 4

100 g böngroddar

30 ml / 2 matskedar jordnötsolja (jordnöt).

5 ml / 1 tesked salt

1 lök, skivad

100 g svamp, skivad

225 g krabbakött, i flingor

100 g bambuskott, skivade

Upphöjda nudlar

30 ml / 2 matskedar sojasås

5 ml / 1 tesked socker

5 ml / 1 tsk sesamolja

salt och nymalen peppar

Blanchera böngroddarna i kokande vatten i 5 minuter och låt dem rinna av. Hetta upp oljan och fräs salt och lök tills det mjuknat. Tillsätt svampen och fräs tills den mjuknat. Tillsätt krabbaköttet och fräs i 2 minuter. Tillsätt böngroddar och bambuskott och fräs i 1 minut. Tillsätt de avrunna nudlarna i pannan och blanda försiktigt. Blanda soja, socker och sesamolja och smaka av med salt och peppar. Rör i pannan tills den är varm.

Wokad krabba med fläsk

Det serverar 4

30 ml / 2 matskedar jordnötsolja (jordnöt).

100 g malet fläsk (malet).

350 g krabbakött, i flingor

2 skivor ingefära, hackad

2 ägg, lätt vispade

15 ml / 1 matsked sojasås

15 ml / 1 matsked risvin eller torr sherry

30 ml / 2 matskedar vatten

salt och nymalen peppar

4 stycken vårlökar (salladslökar), skurna i strimlor

Hetta upp oljan och stek fläsket tills det fått lite färg. Tillsätt krabbaköttet och ingefäran och fräs i 1 minut. Blanda äggen. Tillsätt sojasås, vin eller sherry, vatten, salt och peppar och låt sjuda i cirka 4 minuter under omrörning. Servera garnerad med vårlök.

Wokat krabbkött

Det serverar 4

30 ml / 2 matskedar jordnötsolja (jordnöt).

450 g krabbakött, i flingor

2 vårlökar (salladslökar), hackade

2 skivor ingefära, hackad

30 ml / 2 matskedar sojasås

30 ml / 2 matskedar risvin eller torr sherry

2,5 ml / ¬Ω tesked salt

15 ml / 1 matsked majsmjöl (majsstärkelse)

60 ml / 4 matskedar vatten

Hetta upp oljan och fräs krabbaköttet, vårlöken och ingefäran i 1 minut. Tillsätt sojasås, vin eller sherry och salt, täck över och låt sjuda i 3 minuter. Rör ner majsmjöl och vatten tills en pasta är gjord, rör i pannan och låt sjuda under omrörning tills såsen klarnar och tjocknar.

Friterade bläckfiskköttbullar

Det serverar 4

450 g bläckfisk

50 g ister, krossad

1 äggvita

2,5 ml / ¬Ω tesked socker

2,5 ml / ¬Ω tesked majsmjöl (majsstärkelse)

salt och nymalen peppar

stek olja

Rengör bläckfisken och mosa dem eller reducera dem till en massa. Blanda med ister, äggvita, socker och maizena och smaka av med salt och peppar. Tryck ut blandningen till bollar. Hetta upp oljan och stek bläckfiskbollarna, om det behövs i omgångar, tills de flyter i oljan och blir gyllenbruna. Låt rinna av väl och servera genast.

Kantonesisk hummer

Det serverar 4

2 hummer

30 ml / 2 matskedar olja

15 ml / 1 matsked svart bönsås

1 vitlöksklyfta, krossad

1 lök, hackad

225 g malet fläsk (malet).

45 ml / 3 matskedar sojasås

5 ml / 1 tesked socker

salt och nymalen peppar

15 ml / 1 matsked majsmjöl (majsstärkelse)

75 ml / 5 matskedar vatten

1 ägg, uppvispat

Bryt hummerna, ta bort köttet och skär i 2,5 cm stora tärningar. Hetta upp oljan och fräs den svarta bönsåsen, vitlöken och löken tills den är gyllenbrun. Tillsätt fläsket och stek tills det är gyllenbrunt. Tillsätt sojasås, socker, salt, peppar och hummer, täck över och låt sjuda i cirka 10 minuter. Blanda majsmjöl och vatten till en pasta, rör i pannan och låt sjuda under omrörning tills såsen klarnar och tjocknar. Stäng av värmen och rör ner ägget innan servering.

Stekt hummer

Det serverar 4

450 g hummerkött

30 ml / 2 matskedar sojasås

5 ml / 1 tesked socker

1 ägg, uppvispat

30 ml / 3 matskedar mjöl (för alla användningsområden).

stek olja

Skär hummerköttet i 1-tums tärningar och smaka av med soja och socker. Låt vila i 15 minuter och låt rinna av. Vispa ägget och mjölet, tillsätt sedan hummern och blanda väl till beläggning. Hetta upp oljan och stek hummern tills den är gyllenbrun. Låt rinna av på hushållspapper innan servering.

Ångad hummer med skinka

Det serverar 4

4 ägg, lätt vispade

60 ml / 4 matskedar vatten

5 ml / 1 tesked salt

15 ml / 1 matsked sojasås

450 g hummerkött, i flingor

15 ml / 1 matsked hackad rökt skinka

15 ml / 1 matsked hackad färsk persilja

Vispa äggen med vatten, salt och soja. Häll upp i en non-stick skål och strö över hummerkött. Ställ skålen på galler i en ångkokare, täck över och ånga i 20 minuter tills äggen stelnat. Servera garnerad med skinka och persilja.

Hummer med svamp

Det serverar 4

450 g hummerkött

15 ml / 1 matsked majsmjöl (majsstärkelse)

60 ml / 4 matskedar vatten

30 ml / 2 matskedar jordnötsolja (jordnöt).

4 ramslökar (salladslökar), skurna i tjocka skivor

100 g svamp, skivad

2,5 ml / ¬Ω tesked salt

1 vitlöksklyfta, krossad

30 ml / 2 matskedar sojasås

15 ml / 1 matsked risvin eller torr sherry

Skär hummerköttet i 2,5 cm stora tärningar. Blanda majsmjöl och vatten tills du får en pasta och tillsätt hummertärningarna i blandningen för att täcka dem. Hetta upp hälften av oljan och stek hummertärningarna tills de är lätt gyllene, ta bort dem från pannan. Hetta upp resten av oljan och fräs vårlöken tills den är gyllenbrun. Tillsätt svampen och fräs i 3 minuter. Tillsätt salt, vitlök, sojasås och vin eller sherry och fräs i 2 minuter. Lägg tillbaka hummern i pannan och fräs tills den är varm.

Hummerstjärtar med fläsk

Det serverar 4

3 torkade kinesiska svampar
4 hummerstjärtar
60 ml / 4 matskedar jordnötsolja (jordnöt).
100 g malet fläsk (malet).
50 g vattenkastanjer, fint hackade
salt och nymalen peppar
2 vitlöksklyftor, krossade
45 ml / 3 matskedar sojasås
30 ml / 2 matskedar risvin eller torr sherry
30 ml / 2 matskedar svart bönsås
10 ml / 2 matskedar majsmjöl (majsstärkelse)
120 ml / 4 fl oz / ¬Ω kopp vatten

Blötlägg svampen i varmt vatten i 30 minuter, låt sedan rinna av. Ta bort stjälkarna och hacka locken. Skär hummerstjärtarna på mitten på längden. Ta bort köttet från hummerstjärtarna, spara skalen. Hetta upp hälften av oljan och stek fläsket tills det fått lätt färg. Ta av från värmen och tillsätt svamp, hummerkött, vattenkastanjer, salt och peppar. Stäng köttet i hummerskalen och lägg det på en plåt. Lägg på en grill i en ångkokare, täck över och ånga i ca 20 minuter tills den är genomstekt. Värm under tiden upp den återstående oljan och fräs vitlök, sojasås, vin eller sherry och svartbönsås i 2 minuter. Blanda majsmjöl och vatten tills du får en deg, rör ner i pannan och låt sjuda under omrörning tills såsen tjocknar. Lägg hummern på ett hett serveringsfat, häll såsen över och servera genast.

Wokad hummer

Det serverar 4

450 g / 1 lb hummerstjärtar

30 ml / 2 matskedar jordnötsolja (jordnöt).

1 vitlöksklyfta, krossad

2,5 ml / ¬Ω tesked salt

350 g böngroddar

50 g champinjoner

4 ramslökar (salladslökar), skurna i tjocka skivor

150 ml / ¬° pt / rikligt ¬Ω kopp kycklingbuljong

15 ml / 1 matsked majsmjöl (majsstärkelse)

Koka upp en kastrull med vatten, tillsätt hummerstjärtarna och låt koka i 1 minut. Låt rinna av, kyl, ta bort skalet och skär i tjocka skivor. Hetta upp oljan med vitlöken och saltet och fräs tills vitlöken är något gyllene. Tillsätt hummern och fräs i 1 minut. Tillsätt böngroddar och champinjoner och fräs i 1 minut. Tillsätt vårlöken. Tillsätt det mesta av buljongen, låt koka upp, täck och låt sjuda i 3 minuter. Blanda majsstärkelsen med den återstående buljongen, häll den i pannan och låt sjuda under omrörning tills såsen klarnar och tjocknar.

Hummer bon

Det serverar 4

30 ml / 2 matskedar jordnötsolja (jordnöt).

5 ml / 1 tesked salt

1 lök, tunt skivad

100 g svamp, skivad

100g bambuskott, skivade 225g kokt hummerkött

15 ml / 1 matsked risvin eller torr sherry

120 ml / 4 fl oz / ¬Ω kopp kycklingbuljong

en nypa nymalen peppar

10 ml / 2 teskedar majsmjöl (majsstärkelse)

15 ml / 1 matsked vatten

4 korgar med nudlar

Hetta upp oljan och fräs salt och lök tills det mjuknat. Tillsätt svampen och bambuskotten och fräs i 2 minuter. Tillsätt hummerköttet, vinet eller sherryn och buljongen, låt koka upp, täck och låt sjuda i 2 minuter. Krydda med peppar. Rör ner majsmjöl och vatten tills du har en deg, rör ner i pannan och låt sjuda under omrörning tills såsen tjocknar. Lägg upp nudelbon på ett hett serveringsfat och garnera med den wokade hummern.

Musslor i svartbönsås

Det serverar 4

45 ml / 3 matskedar jordnötsolja (jordnöt).
2 vitlöksklyftor, krossade
2 skivor ingefära, hackad
30 ml / 2 matskedar svart bönsås
15 ml / 1 matsked sojasås
1,5 kg musslor, tvättade och skäggiga
2 vårlökar (salladslökar), hackade

Hetta upp oljan och fräs vitlök och ingefära i 30 sekunder. Tillsätt den svarta bönsåsen och sojasåsen och fräs i 10 sekunder. Lägg i musslorna, täck över och koka i ca 6 minuter tills musslorna öppnar sig. Släng allt som förblir stängt. Lägg över till en varm serveringsform och servera beströdd med vårlök.

Musslor med ingefära

Det serverar 4

45 ml / 3 matskedar jordnötsolja (jordnöt).
2 vitlöksklyftor, krossade
4 skivor ingefära rot, hackad
1,5 kg musslor, tvättade och skäggiga
45 ml / 3 matskedar vatten
15 ml / 1 matsked ostronsås

Hetta upp oljan och fräs vitlök och ingefära i 30 sekunder. Tillsätt musslorna och vattnet, täck över och koka i ca 6 minuter tills musslorna öppnar sig. Släng allt som förblir stängt. Lägg över till ett varmt serveringsfat och servera beströdd med ostronsås.

Ångkokta musslor

Det serverar 4

1,5 kg musslor, tvättade och skäggiga
45 ml / 3 matskedar sojasås
3 ramslökar (salladslökar), fint hackade

Lägg musslorna på ett galler i en ångkokare, täck över och ånga i kokande vatten i ca 10 minuter tills alla musslor har öppnat sig. Släng allt som förblir stängt. Lägg över i ett varmt serveringsfat och servera strö över sojasås och vårlök.

Stekt ostron

Det serverar 4

24 ostron, skalade

salt och nymalen peppar

1 ägg, uppvispat

50 g / 2 oz / ¬Ω kopp vanligt mjöl (all-purpose).

250 ml / 8 fl oz / 1 kopp vatten

stek olja

4 vårlökar (salladslökar), hackade

Strö över ostronen med salt och peppar. Vispa ägget med mjölet och vattnet tills du får en smet och använd den för att belägga ostronen. Hetta upp oljan och stek ostronen gyllenbruna. Låt rinna av på hushållspapper och servera garnerad med vårlök.

Ostron med bacon

Det serverar 4

175 g bacon

24 ostron, skalade

1 ägg, lätt uppvispat

15 ml / 1 matsked vatten

45 ml / 3 matskedar jordnötsolja (jordnöt).

2 lökar, hackade

15 ml / 1 matsked majsmjöl (majsstärkelse)

15 ml / 1 matsked sojasås

90 ml / 6 matskedar kycklingbuljong

Skär baconet i bitar och vira en bit runt varje ostron. Vispa ägget med vattnet och doppa sedan i ostron för att täcka. Hetta upp hälften av oljan och stek ostronen gyllenbruna på båda sidor, ta sedan ur dem från pannan och rinna av fettet. Hetta upp resten av oljan och fräs löken tills den är mjuk. Blanda maizena, soja och buljong tills du har en pasta, häll i pannan och låt sjuda under omrörning tills såsen klarnar och tjocknar. Häll över ostronen och servera genast.

Stekt ostron med ingefära

Det serverar 4

24 ostron, skalade

2 skivor ingefära, hackad

30 ml / 2 matskedar sojasås

15 ml / 1 matsked risvin eller torr sherry

4 stycken vårlökar (salladslökar), skurna i strimlor

100 g bacon

1 ägg

50 g / 2 oz / ¬Ω kopp vanligt mjöl (all-purpose).

salt och nymalen peppar

stek olja

1 citron, skuren i klyftor

Lägg ostron i en skål med ingefära, sojasås och vin eller sherry och blanda väl för att täcka. Låt vila i 30 minuter. Lägg några remsor av vårlök ovanpå varje ostron. Skär baconet i bitar och vira en bit runt varje ostron. Vispa ägg och mjöl till en smet och smaka av med salt och peppar. Doppa ostronen i smeten tills de är väl belagda. Hetta upp oljan och stek ostronen gyllenbruna. Servera garnerad med citronklyftor.

Ostron med svartbönsås

Det serverar 4

350 g skalade ostron

120 ml / 4 fl oz / ¬Ω kopp jordnötsolja (jordnöt).

2 vitlöksklyftor, krossade

3 vårlökar (salladslökar), skivade

15 ml / 1 matsked svart bönsås

30 ml / 2 matskedar mörk sojasås
15 ml / 1 matsked sesamolja
en nypa chilipulver

Blanchera ostronen i kokande vatten i 30 sekunder och låt rinna av. Hetta upp oljan och fräs vitlöken och vårlöken i 30 sekunder. Tillsätt den svarta bönsåsen, sojasåsen, sesamoljan och ostron och smaka av med chilipulver. Stek tills det är varmt och servera omedelbart.

Pilgrimsmusslor med bambuskott

Det serverar 4

60 ml / 4 matskedar jordnötsolja (jordnöt).
6 vårlökar (salladslökar), hackade
225 g champinjoner, i fjärdedelar
15 ml / 1 matsked socker
450 g skalade pilgrimsmusslor
2 skivor ingefära, hackad

225 g bambuskott, skivade
salt och nymalen peppar
300 ml / ½ pt / 1 ¼ koppar vatten
30 ml / 2 matskedar vinäger
30 ml / 2 matskedar majsmjöl (majsstärkelse)
150 ml / ¼ pt / rikligt ½ kopp vatten
45 ml / 3 matskedar sojasås

Hetta upp oljan och fräs vårlöken och svampen i 2 minuter. Tillsätt socker, pilgrimsmusslor, ingefära, bambuskott, salt och peppar, täck över och koka i 5 minuter. Tillsätt vattnet och vinägern, låt koka upp, täck och låt sjuda i 5 minuter. Blanda majsmjöl och vatten till en pasta, rör ner i pannan och låt sjuda under omrörning tills såsen tjocknar. Ringla över sojasås och servera.

Pilgrimsmusslor med ägg

Det serverar 4

45 ml / 3 matskedar jordnötsolja (jordnöt).
350 g skalade pilgrimsmusslor
25 g rökt skinka, hackad
30 ml / 2 matskedar risvin eller torr sherry
5 ml / 1 tesked socker
2,5 ml / ½ tesked salt

en nypa nymalen peppar

2 ägg, lätt vispade

15 ml / 1 matsked sojasås

Hetta upp oljan och fräs pilgrimsmusslorna i 30 sekunder. Tillsätt skinkan och fräs i 1 minut. Tillsätt vin eller sherry, socker, salt och peppar och fräs i 1 minut. Tillsätt äggen och blanda försiktigt på hög värme tills ingredienserna är väl belagda med ägget. Servera beströdd med sojasås.

Pilgrimsmusslor med broccoli

Det serverar 4

350 g pilgrimsmusslor, skivade

3 skivor ingefära rot, hackad

¬Ω liten morot, skivad

1 vitlöksklyfta, krossad

45 ml / 3 matskedar mjöl (för alla användningsområden).

2,5 ml / ¬Ω tesked bakpulver (bakpulver)

30 ml / 2 matskedar jordnötsolja (jordnöt).

15 ml / 1 matsked vatten
1 banan, skivad
stek olja
275 g broccoli
salt-
5 ml / 1 tsk sesamolja
2,5 ml / ¬Ω tesked chilisås
2,5 ml / ¬Ω tesked vinäger
2,5 ml / ¬Ω tesked tomatpuré √ © e (pasta)

Blanda pilgrimsmusslorna med ingefära, morot och vitlök och låt vila. Blanda mjöl, bakpulver, 15 ml / 1 matsked olja och vatten tills du har en deg och använd för att täcka bananskivorna. Hetta upp oljan och stek bananen gyllenbrun, låt den rinna av och arrangera runt en varm serveringsform. Koka under tiden broccolin i kokande saltat vatten tills den precis är mjuk och låt den rinna av. Hetta upp den återstående oljan med sesamoljan och stek broccolin kort och arrangera dem sedan runt plåten med bananerna. Tillsätt chilisås, vinäger och tomatpuré i pannan och fräs pilgrimsmusslorna tills de är genomstekta. Häll upp på ett serveringsfat och servera genast.

Pilgrimsmusslor med ingefära

Det serverar 4

45 ml / 3 matskedar jordnötsolja (jordnöt).

2,5 ml / ¬Ω tesked salt

3 skivor ingefära rot, hackad

2 vårlökar (salladslökar), skurna i tjocka skivor

450 g skalade pilgrimsmusslor, halverade

15 ml / 1 matsked majsmjöl (majsstärkelse)

60 ml / 4 matskedar vatten

Hetta upp oljan och fräs salt och ingefära i 30 sekunder. Tillsätt vårlöken och fräs tills den är gyllenbrun. Tillsätt pilgrimsmusslorna och fräs i 3 minuter. Blanda majsmjöl och vatten tills du har en deg, lägg i pannan och låt sjuda under omrörning tills det tjocknat. Servera omedelbart.

Pilgrimsmusslor med skinka

Det serverar 4

450 g skalade pilgrimsmusslor, halverade

250 ml / 1 kopp risvin eller torr sherry

1 lök, finhackad

2 skivor ingefära, hackad

2,5 ml / ¬Ω tesked salt

100 g rökt skinka, hackad

Lägg pilgrimsmusslorna i en skål och tillsätt vinet eller sherryn. Täck över och marinera i 30 minuter, vänd då och då, låt sedan rinna av pilgrimsmusslorna och släng marinaden. Lägg pilgrimsmusslorna i en ugnssäker form tillsammans med övriga ingredienser. Ställ kastrullen på galler i en ångkokare, täck över och ånga i kokande vatten i ca 6 minuter tills pilgrimsmusslorna är mjuka.

Ört pilgrimsmussla

Det serverar 4

225 g skalade pilgrimsmusslor
30 ml / 2 matskedar hackad färsk koriander
4 ägg, vispade
15 ml / 1 matsked risvin eller torr sherry
salt och nymalen peppar
15 ml / 1 matsked jordnötsolja (jordnöt).

Lägg pilgrimsmusslorna i en ångkokare och ånga i cirka 3 minuter tills de är genomstekta, beroende på storlek. Ta bort från ångkokaren och strö över koriander. Vispa äggen med vinet eller sherryn och smaka av med salt och peppar. Tillsätt pilgrimsmusslorna och koriandern. Hetta upp oljan och stek äggoch pilgrimsmusslan under konstant omrörning tills äggen precis stelnat. Servera omedelbart.

Wokade pilgrimsmusslor och lök

Det serverar 4

45 ml / 3 matskedar jordnötsolja (jordnöt).

1 lök, skivad

450 g skalade pilgrimsmusslor, skurna i fjärdedelar

salt och nymalen peppar

15 ml / 1 matsked risvin eller torr sherry

Hetta upp oljan och fräs löken tills den är mjuk. Tillsätt pilgrimsmusslorna och fräs tills de är gyllenbruna. Smaka av med salt och peppar, strö över vin eller sherry och servera genast.

Pilgrimsmusslor Med Grönsaker

Det serverar 4,Äì6

4 torkade kinesiska svampar

2 lökar

30 ml / 2 matskedar jordnötsolja (jordnöt).

3 stjälkar selleri, skurna diagonalt

225 g gröna bönor, skurna diagonalt

10 ml / 2 teskedar riven ingefärarot

1 vitlöksklyfta, krossad

20 ml / 4 teskedar majsmjöl (majsstärkelse)

250 ml / 8 fl oz / 1 kopp kycklingbuljong

30 ml / 2 matskedar risvin eller torr sherry

30 ml / 2 matskedar sojasås

450 g skalade pilgrimsmusslor, skurna i fjärdedelar

6 vårlökar (salladslökar), skivade

425 g / 15 oz konserverade majskolvar

Blötlägg svampen i varmt vatten i 30 minuter, låt sedan rinna av. Ta bort stjälkarna och skiva locken. Skär löken i klyftor och separera lagren. Hetta upp oljan och fräs lök, selleri, bönor, ingefära och vitlök i 3 minuter. Blanda majsstärkelsen med lite fond och tillsätt sedan resterande fond, vin eller sherry och sojasås. Lägg i woken och låt koka upp under omrörning. Tillsätt svamp, pilgrimsmusslor, vårlök och majs och fräs i ca 5 minuter tills pilgrimsmusslorna är mjuka.

Pilgrimsmusslor Med Paprika

Det serverar 4

30 ml / 2 matskedar jordnötsolja (jordnöt).

3 ramslökar (salladslökar), hackade

1 vitlöksklyfta, krossad

2 skivor ingefära, hackad

2 röda paprikor, tärnade

450 g skalade pilgrimsmusslor

30 ml / 2 matskedar risvin eller torr sherry

15 ml / 1 matsked sojasås

15 ml / 1 matsked gul bönsås

5 ml / 1 tesked socker

5 ml / 1 tsk sesamolja

Hetta upp oljan och fräs vårlöken, vitlöken och ingefäran i 30 sekunder. Tillsätt paprikan och fräs i 1 minut. Tillsätt pilgrimsmusslorna och fräs i 30 sekunder, tillsätt sedan övriga ingredienser och koka i cirka 3 minuter tills pilgrimsmusslorna är mjuka.

Bläckfisk med böngroddar

Det serverar 4

450 g bläckfisk

30 ml / 2 matskedar jordnötsolja (jordnöt).

15 ml / 1 matsked risvin eller torr sherry

100 g böngroddar

15 ml / 1 matsked sojasås
salt-
1 röd chili, hackad
2 skivor ingefära, hackad
2 vårlökar (salladslökar), hackade

Ta bort huvudet, tarmen och hinnan från bläckfisken och skär dem i stora bitar. Klipp ett kors och tvärs mönster på varje bit. Koka upp en kastrull med vatten, tillsätt bläckfisken och låt puttra tills bitarna är ihoprullade, låt rinna av och rinna av. Hetta upp hälften av oljan och stek snabbt bläckfisken. Avglasera med vin eller sherry. Värm under tiden upp den återstående oljan och fräs böngroddarna tills de är precis mjuka. Smaka av med sojasås och salt. Ordna chilin, ingefäran och vårlöken runt ett serveringsfat. Placera böngroddarna i mitten och lägg bläckfisken ovanpå. Servera omedelbart.

Stekt bläckfisk

Det serverar 4

50 g vanligt mjöl (för alla användningsområden).

25 g / 1 oz / ¬ ° kopp majsmjöl (majsstärkelse)

2,5 ml / ¬Ω tesked bakpulver

2,5 ml / ¬Ω tesked salt

1 ägg

75 ml / 5 matskedar vatten

15 ml / 1 matsked jordnötsolja (jordnöt).

450 g bläckfisk, skuren i ringar

stek olja

Vispa mjöl, maizena, bakpulver, salt, ägg, vatten och olja tills en smet bildas. Doppa bläckfisken i smeten tills de är väl belagda. Hetta upp oljan och stek bläckfisken några bitar i taget tills den är gyllenbrun. Låt rinna av på hushållspapper innan servering.

Paket Bläckfisk

Det serverar 4

8 torkade kinesiska svampar

450 g bläckfisk

100 g rökt skinka
100 g tofu
1 ägg, uppvispat
15 ml / 1 matsked mjöl (för alla användningsområden).
2,5 ml / ¬Ω tesked socker
2,5 ml / ¬Ω tesked sesamolja
salt och nymalen peppar
8 wonton skinn
stek olja

Blötlägg svampen i varmt vatten i 30 minuter, låt sedan rinna av. Kassera stjälkarna. Rensa bläckfisken och skär dem i 8 bitar. Skär skinkan och tofun i 8 bitar. Lägg dem alla i en skål. Blanda ägget med mjöl, socker, sesamolja, salt och peppar. Häll ingredienserna i skålen och blanda försiktigt. Placera en svamp och en bit bläckfisk, skinka och tofu precis under mitten av varje wontonskinn. Vik tillbaka det nedre hörnet, vik i sidorna och rulla sedan ihop, fukta kanterna med vatten för att täta. Hetta upp oljan och stek dumplings i ca 8 minuter tills de är gyllenbruna. Låt rinna av väl före servering.

Friterade bläckfiskrullar

Det serverar 4

45 ml / 3 matskedar jordnötsolja (jordnöt).

225 g bläckfiskringar

1 stor grön paprika, skuren i bitar

100 g bambuskott, skivade

2 ramslökar (salladslökar), fint hackade

1 skiva ingefära, finhackad

45 ml / 2 matskedar sojasås

30 ml / 2 matskedar risvin eller torr sherry

15 ml / 1 matsked majsmjöl (majsstärkelse)

15 ml / 1 matsked fiskbuljong eller vatten

5 ml / 1 tesked socker

5 ml / 1 tesked vinäger

5 ml / 1 tsk sesamolja

salt och nymalen peppar

Hetta upp 15 ml / 1 matsked olja och stek snabbt bläckfiskringarna tills de är väl förslutna. Värm under tiden den återstående oljan i en separat panna och fräs paprikan, bambuskotten, vårlöken och ingefäran i 2 minuter. Tillsätt bläckfisken och fräs i 1 minut. Kombinera sojasås, vin eller sherry, majsstärkelse, buljong, socker, vinäger och sesamolja och smaka av med salt och peppar. Stek tills såsen klarnar och tjocknar.

Wokad bläckfisk

Det serverar 4

45 ml / 3 matskedar jordnötsolja (jordnöt).

3 ramslökar (salladslökar), skurna i tjocka skivor

2 skivor ingefära, hackad

450 g bläckfisk, skuren i bitar

15 ml / 1 matsked sojasås

15 ml / 1 matsked risvin eller torr sherry

5 ml / 1 tesked majsmjöl (majsstärkelse)

15 ml / 1 matsked vatten

Hetta upp oljan och fräs vårlöken och ingefäran tills den mjuknat. Tillsätt bläckfisken och fräs tills den är täckt med olja. Tillsätt sojasås och vin eller sherry, täck över och låt sjuda i 2 minuter. Blanda majsmjöl och vatten tills du har en deg, tillsätt den i kastrullen och låt sjuda under omrörning tills såsen tjocknar och bläckfisken är mjuka.

Bläckfisk Med Torkad Svamp

Det serverar 4

50 g torkad kinesisk svamp
450 g / 1 lb bläckfiskringar
45 ml / 3 matskedar jordnötsolja (jordnöt).
45 ml / 3 matskedar sojasås
2 ramslökar (salladslökar), fint hackade
1 skiva ingefära, hackad
225g bambuskott, skurna i strimlor
30 ml / 2 matskedar majsmjöl (majsstärkelse)
150 ml / ¬° pt / bra ¬Ω kopp fiskbuljong

Blötlägg svampen i varmt vatten i 30 minuter, låt sedan rinna av. Ta bort stjälkarna och skiva locken. Blanchera bläckfiskringarna i några sekunder i kokande vatten. Hetta upp oljan, tillsätt sedan svampen, sojasåsen, vårlöken och ingefäran och fräs i 2 minuter. Tillsätt bläckfisken och bambuskotten och fräs i 2 minuter.

Blanda samman maizena och buljong och rör ner i pannan. Sjud under omrörning tills såsen klarnar och tjocknar.

Bläckfisk Med Grönsaker

Det serverar 4

45 ml / 3 matskedar jordnötsolja (jordnöt).

1 lök, skivad

5 ml / 1 tesked salt

450 g bläckfisk, skuren i bitar

100 g bambuskott, skivade

2 stjälkar selleri, skurna diagonalt

60 ml / 4 matskedar kycklingbuljong

5 ml / 1 tesked socker

100 g mangetout (snöärter)

5 ml / 1 tesked majsmjöl (majsstärkelse)

15 ml / 1 matsked vatten

Hetta upp oljan och fräs löken och saltet tills det är gyllenbrunt. Tillsätt bläckfisken och stek tills den är täckt med olja. Tillsätt bambuskott och selleri och fräs i 3 minuter. Tillsätt buljong och socker, låt koka upp, täck och låt sjuda i 3 minuter tills grönsakerna är precis mjuka. Tillsätt mangeut. Blanda majsmjöl och vatten tills du har en pasta, rör ner i pannan och låt sjuda under omrörning tills såsen tjocknar.

Bräserad nötkött med anis

Det serverar 4

30 ml / 2 matskedar jordnötsolja (jordnöt).
450 g / 1 lb nötbiff
1 vitlöksklyfta, krossad
45 ml / 3 matskedar sojasås
15 ml / 1 matsked vatten
15 ml / 1 matsked risvin eller torr sherry
5 ml / 1 tesked salt
5 ml / 1 tesked socker
2 nejlikor stjärnanis

Hetta upp oljan och stek köttet gyllenbrunt på alla sidor. Tillsätt resterande ingredienser, låt koka upp, täck och låt sjuda i ca 45 minuter, vänd sedan köttet, tillsätt lite mer vatten och sojasås om köttet torkar. Koka i ytterligare 45 minuter tills köttet är mört. Kasta stjärnanisen före servering.

Nötkött med sparris

Det serverar 4

450 g nötkött, tärnad

30 ml / 2 matskedar sojasås

30 ml / 2 matskedar risvin eller torr sherry

45 ml / 3 matskedar majsmjöl (majsstärkelse)

45 ml / 3 matskedar jordnötsolja (jordnöt).

5 ml / 1 tesked salt

1 vitlöksklyfta, krossad

350 g sparristips

120 ml / 4 fl oz / ¬Ω kopp kycklingbuljong

15 ml / 1 matsked sojasås

Lägg biffen i en skål. Blanda ihop sojasås, vin eller sherry och 30 ml / 2 msk majsstärkelse, häll över steken och blanda väl. Låt marinera i 30 minuter. Hetta upp oljan med salt och vitlök och fräs tills vitlöken är lite gyllene. Tillsätt köttet och marinaden och fräs i 4 minuter. Tillsätt sparrisen och fräs den i en panna i 2 minuter. Tillsätt buljong och soja, låt koka upp och låt sjuda under omrörning i 3 minuter tills köttet är genomstekt. Blanda resten av majsstärkelsen med lite mer vatten eller buljong och tillsätt den i såsen. Sjud under omrörning i några minuter tills såsen har blivit ljusare och tjocknat.

Nötkött med bambuskott

Det serverar 4

45 ml / 3 matskedar jordnötsolja (jordnöt).
1 vitlöksklyfta, krossad
1 vårlök (salladslök), hackad
1 skiva ingefära, hackad
225 g magert nötkött, skuret i strimlor
100 g bambuskott
45 ml / 3 matskedar sojasås
15 ml / 1 matsked risvin eller torr sherry
5 ml / 1 tesked majsmjöl (majsstärkelse)

Hetta upp oljan och fräs vitlök, vårlök och ingefära tills de är gyllenbruna. Tillsätt köttet och fräs i 4 minuter tills det är gyllenbrunt. Tillsätt bambuskotten och fräs i 3 minuter. Tillsätt sojasås, vin eller sherry och majsstärkelse och fräs i 4 minuter.

Nötkött med bambuskott och svamp

Det serverar 4

225 g magert nötkött

45 ml / 3 matskedar jordnötsolja (jordnöt).

1 skiva ingefära, hackad

100 g bambuskott, skivade

100 g svamp, skivad

45 ml / 3 matskedar risvin eller torr sherry

5 ml / 1 tesked socker

10 ml / 2 teskedar sojasås

salt och peppar

120 ml / 4 fl oz / ¬Ω kopp nötköttsbuljong

15 ml / 1 matsked majsmjöl (majsstärkelse)

30 ml / 2 matskedar vatten

Skiva köttet tunt mot säden. Hetta upp oljan och fräs ingefäran i några sekunder. Tillsätt köttet och fräs tills det är gyllenbrunt. Tillsätt bambuskotten och svampen och fräs i 1 minut. Tillsätt vin eller sherry, socker och soja och smaka av med salt och peppar. Tillsätt buljongen, låt koka upp, täck och låt sjuda i 3 minuter. Blanda maizena och vatten, häll i pannan och låt sjuda under omrörning tills såsen tjocknar.

Kinesiskt bräserat nötkött

Det serverar 4

45 ml / 3 matskedar jordnötsolja (jordnöt).

900 g biff

1 vårlök (schalottenlök), skivad

1 vitlöksklyfta, hackad

1 skiva ingefära, hackad

60 ml / 4 matskedar sojasås

30 ml / 2 matskedar risvin eller torr sherry

5 ml / 1 tesked socker

5 ml / 1 tesked salt

nypa peppar

750 ml / 1° poäng / 3 koppar kokande vatten

Hetta upp oljan och bryn köttet snabbt på alla sidor. Tillsätt vårlök, vitlök, ingefära, soja, vin eller sherry, socker, salt och peppar. Koka upp under omrörning. Tillsätt det kokande vattnet, låt koka upp igen under omrörning, täck sedan och låt sjuda i cirka 2 timmar tills köttet är mört.

Nötkött med böngroddar

Det serverar 4

450 g magert nötkött, skivat

1 äggvita

30 ml / 2 matskedar jordnötsolja (jordnöt).

15 ml / 1 matsked majsmjöl (majsstärkelse)

15 ml / 1 matsked sojasås

100 g böngroddar

25 g / 1 oz inlagd kål, riven

1 röd chili, hackad

2 vårlökar (salladslökar), hackade

2 skivor ingefära, hackad

salt-

5 ml / 1 tesked ostronsås

5 ml / 1 tsk sesamolja

Blanda köttet med äggvitan, hälften av oljan, majsstärkelsen och sojasåsen och låt vila i 30 minuter. Blanchera böngroddarna i kokande vatten i ca 8 minuter tills de nästan är mjuka, låt dem rinna av. Hetta upp den återstående oljan och fräs köttet tills det får färg, ta sedan ur pannan. Tillsätt kål, chili, ingefära, salt, ostronsås och sesamolja och fräs i 2 minuter. Tillsätt böngroddar och fräs i 2 minuter. Lägg tillbaka köttet i pannan och fräs tills det är väl blandat och uppvärmt. Servera omedelbart.

Nötkött med broccoli

Det serverar 4

450 g / 1 pund nötkött, tunt skivad

30 ml / 2 matskedar majsmjöl (majsstärkelse)

15 ml / 1 matsked risvin eller torr sherry

15 ml / 1 matsked sojasås

30 ml / 2 matskedar jordnötsolja (jordnöt).

5 ml / 1 tesked salt

1 vitlöksklyfta, krossad

225 g / 8 oz broccolibuketter

150 ml / ¬° pt / rikligt ¬Ω kopp nötbuljong

Lägg biffen i en skål. Blanda 15 ml / 1 matsked majsstärkelse med vinet eller sherryn och sojasåsen, tillsätt köttet och låt marinera i 30 minuter. Hetta upp oljan med salt och vitlök och fräs tills vitlöken är lite gyllene. Tillsätt biffen och marinaden och fräs i 4 minuter. Tillsätt broccolin och fräs i 3 minuter. Tillsätt buljongen, låt koka upp, täck och låt sjuda i 5 minuter tills broccolin är precis mjuk men fortfarande krispig. Blanda resten av majsstärkelsen med lite vatten och tillsätt den i såsen. Sjud under omrörning tills såsen klarnar och tjocknar.

Sesambiff med broccoli

Det serverar 4

150 g magert nötkött, tunt skivat

2,5 ml / ¬Ω tesked ostronsås

5 ml / 1 tesked majsmjöl (majsstärkelse)

5 ml / 1 tesked vitvinsvinäger

60 ml / 4 matskedar jordnötsolja (jordnöt).

100 g broccolibuktor

5 ml / 1 tsk fisksås

2,5 ml / ¬Ω tesked sojasås

250 ml / 1 kopp nötbuljong

30 ml / 2 matskedar sesamfrön

Marinera köttet med ostronsåsen, 2,5 ml / ¬Ω tesked majsstärkelse, 2,5 ml / ¬Ω tesked vinäger och 15 ml / 1 matsked olja i 1 timme.

Värm under tiden 15 ml / 1 matsked olja, tillsätt broccolin, 2,5 ml / ¬Ω teskedar fisksås, sojasåsen och den återstående vinägern och täck lätt med kokande vatten. Sjud i ca 10 minuter tills den precis är mjuk.

Hetta upp 30 ml / 2 msk olja i en separat panna och stek nötköttet kort tills det är tätt. Tillsätt buljongen, resterande majsstärkelse och fisksås, låt koka upp, täck och låt sjuda i cirka 10 minuter tills köttet är mört. Låt broccolin rinna av och lägg dem på ett varmt serveringsfat. Täck med köttet och strö över rikligt med sesamfrön.

Grillat nötkött

Det serverar 4

450 g mager biff, skivad

60 ml / 4 matskedar sojasås

2 vitlöksklyftor, krossade

5 ml / 1 tesked salt

2,5 ml / ¬Ω tesked nymalen peppar

10 ml / 2 teskedar socker

Blanda alla ingredienser och låt marinera i 3 timmar. Grilla eller grilla (stekt) på varm grill ca 5 minuter per sida.

Kantonesiskt nötkött

Det serverar 4

30 ml / 2 matskedar majsmjöl (majsstärkelse)
2 äggvitor vispade tills de blir hårda
450g biff, skuren i strimlor
stek olja
4 st selleristänger, skivade
2 lökar, skivade
60 ml / 4 matskedar vatten
20 ml / 4 teskedar salt
75 ml / 5 matskedar sojasås
60 ml / 4 matskedar risvin eller torr sherry
30 ml / 2 matskedar socker
nymalen peppar

Blanda hälften av majsstärkelsen med äggvitan. Tillsätt steken och rör om så att nötköttet täcks i smeten. Hetta upp oljan och stek steken tills den är gyllenbrun. Ta ur pannan och låt rinna av på hushållspapper. Hetta upp 15 ml / 1 matsked olja och fräs selleri och lök i 3 minuter. Tillsätt kött, vatten, salt, soja, vin eller sherry och socker och smaka av med peppar. Koka upp och låt sjuda under omrörning tills såsen tjocknar.

Nötkött Med Morötter

Det serverar 4

30 ml / 2 matskedar jordnötsolja (jordnöt).

450 g magert nötkött, skuren i tärningar

2 vårlökar (salladslökar), skivade

2 vitlöksklyftor, krossade

1 skiva ingefära, hackad

250 ml / 8 fl oz / 1 kopp sojasås

30 ml / 2 matskedar risvin eller torr sherry

30 ml / 2 matskedar farinsocker

5 ml / 1 tesked salt

600 ml / 1 pt / 2 ¬Ω koppar vatten

4 morötter, skurna diagonalt

Hetta upp oljan och stek köttet tills det är gyllenbrunt. Häll av överflödig olja och tillsätt vårlök, vitlök, ingefära och anis och fräs i 2 minuter. Tillsätt sojasås, vin eller sherry, socker och salt och blanda väl. Tillsätt vatten, koka upp, täck över och låt sjuda i 1 timme. Tillsätt morötterna, täck över och koka i ytterligare 30 minuter. Ta av locket och låt sjuda tills såsen har reducerats.

Nötkött med cashewnötter

Det serverar 4

60 ml / 4 matskedar jordnötsolja (jordnöt).

450 g / 1 pund nötkött, tunt skivad

8 ramslökar (salladslökar), skurna i bitar

2 vitlöksklyftor, krossade

1 skiva ingefära, hackad

75 g / 3 oz / ¬œ kopp rostade cashewnötter

120 ml / 4 fl oz / ¬Ω kopp vatten

20 ml / 4 teskedar majsmjöl (majsstärkelse)

20 ml / 4 teskedar sojasås

5 ml / 1 tsk sesamolja

5 ml / 1 tesked ostronsås

5 ml / 1 tsk chilisås

Hetta upp hälften av oljan och stek köttet gyllenbrunt. Ta bort från pannan. Hetta upp resterande olja och fräs vårlök, vitlök, ingefära och cashewnötter i 1 minut. Lägg tillbaka köttet i pannan. Blanda övriga ingredienser och häll blandningen i pannan. Koka upp och låt sjuda under omrörning tills blandningen tjocknar.

Långsam gryta av nötkött

Det serverar 4

30 ml / 2 matskedar jordnötsolja (jordnöt).

450 g gryta nötkött, tärnad

3 skivor ingefära rot, hackad

3 morötter, skivade

1 kålrot, tärnad

15 ml / 1 matsked svarta dadlar, urkärnade

15 ml / 1 matsked lotusfrön

30 ml / 2 matskedar tomatpuré √ © e (pasta)

10 ml / 2 matskedar salt

900 ml / 1¬Ω pts / 3¬æ koppar nötköttsbuljong

250 ml / 1 kopp risvin eller torr sherry

Hetta upp oljan i en stor eldfast kastrull eller stekpanna och stek köttet tills det är tätt på alla sidor.

Nötkött med blomkål

Det serverar 4

225 g blomkålsbuketter

stek olja

225 g nötkött, skuren i strimlor

50 g bambuskott, skurna i remsor
10 vattenkastanjer, skurna i strimlor
120 ml / 4 fl oz / ¬Ω kopp kycklingbuljong
15 ml / 1 matsked sojasås
15 ml / 1 matsked ostronsås
15 ml / 1 matsked tomatpuré √ © e (pasta)
15 ml / 1 matsked majsmjöl (majsstärkelse)
2,5 ml / ¬Ω tesked sesamolja

Blanchera blomkålen i 2 minuter i kokande vatten och låt den rinna av. Hetta upp oljan och stek blomkålen tills den är gyllenbrun. Låt rinna av och låt rinna av på hushållspapper. Hetta upp oljan och stek köttet tills det fått lite färg, låt rinna av och rinna av. Häll i allt utom 15 ml / 1 matsked olja och fräs bambuskotten och vattenkastanjerna i 2 minuter. Tillsätt de återstående ingredienserna, låt koka upp och låt sjuda under omrörning tills såsen tjocknar. Häll tillbaka nötköttet och blomkålen i pannan och värm försiktigt. Servera omedelbart.

Nötkött med selleri

Det serverar 4

100 g selleri, skuren i strimlor
45 ml / 3 matskedar jordnötsolja (jordnöt).
2 vårlökar (salladslökar), hackade

1 skiva ingefära, hackad

225 g magert nötkött, skuret i strimlor

30 ml / 2 matskedar sojasås

30 ml / 2 matskedar risvin eller torr sherry

2,5 ml / ¬Ω tesked socker

2,5 ml / ¬Ω tesked salt

Blanchera sellerin i kokande vatten i 1 minut och låt sedan rinna av ordentligt. Hetta upp oljan och fräs vårlöken och ingefäran tills de är gyllenbruna. Tillsätt köttet och fräs i 4 minuter. Tillsätt sellerin och fräs i 2 minuter. Tillsätt sojasås, vin eller sherry, socker och salt och fräs i 3 minuter.

Stekt Skivor Av Nötkött Med Selleri

Det serverar 4

30 ml / 2 matskedar jordnötsolja (jordnöt).

450 g magert nötkött, skuret i flingor

3 stjälkar selleri, hackade

1 lök, hackad

1 vårlök (schalottenlök), skivad
1 skiva ingefära, hackad
30 ml / 2 matskedar sojasås
15 ml / 1 matsked risvin eller torr sherry
2,5 ml / ½ tesked socker
2,5 ml / ½ tesked salt
10 ml / 2 teskedar majsmjöl (majsstärkelse)
30 ml / 2 matskedar vatten

Hetta upp hälften av oljan tills det är väldigt varmt och stek köttet i 1 minut tills det är gyllenbrunt. Ta bort från pannan. Hetta upp den återstående oljan och fräs selleri, lök, vårlök och ingefära tills de mjuknat något. Lägg tillbaka köttet i pannan med sojasås, vin eller sherry, socker och salt, koka upp och fräs till återuppvärmning. Blanda maizena och vatten, rör ner i pannan och låt sjuda tills såsen har tjocknat. Servera omedelbart.

Skivad nötkött med kyckling och selleri

Det serverar 4

4 torkade kinesiska svampar
45 ml / 3 matskedar jordnötsolja (jordnöt).
2 vitlöksklyftor, krossade
1 ingefära rot, skivad, hackad
5 ml / 1 tesked salt

100 g magert nötkött, skuren i strimlor

100 g kyckling, skuren i strimlor

2 morötter, skurna i strimlor

2 stjälkar selleri, skurna i strimlor

4 stycken vårlökar (salladslökar), skurna i strimlor

5 ml / 1 tesked socker

5 ml / 1 tesked sojasås

5 ml / 1 tsk risvin eller torr sherry

45 ml / 3 matskedar vatten

5 ml / 1 tesked majsmjöl (majsstärkelse)

Blötlägg svampen i varmt vatten i 30 minuter, låt sedan rinna av. Ta bort stjälkarna och hacka locken. Hetta upp oljan och fräs vitlök, ingefära och salt tills de är gyllenbruna. Tillsätt nötköttet och kycklingen och stek tills de börjar få färg. Tillsätt selleri, vårlök, socker, soja, vin eller sherry och vatten och låt koka upp. Täck över och låt sjuda i cirka 15 minuter tills köttet är mört. Blanda majsstärkelsen med lite vatten, tillsätt den i såsen och låt sjuda under omrörning tills såsen tjocknar.

Biff med chili

Det serverar 4

450 g nötkött, skuren i strimlor
45 ml / 3 matskedar sojasås
15 ml / 1 matsked risvin eller torr sherry
15 ml / 1 matsked farinsocker
15 ml / 1 matsked finhackad ingefärarot
30 ml / 2 matskedar jordnötsolja (jordnöt).
50 g bambuskott, skurna i tändstickor
1 lök, skuren i strimlor
1 stav selleri, skuren i tändstickor
2 röda chili utan frön och skär i strimlor
120 ml / 4 fl oz / ¬Ω kopp kycklingbuljong
15 ml / 1 matsked majsmjöl (majsstärkelse)

Lägg biffen i en skål. Blanda ihop soja, vin eller sherry, socker och ingefära och kombinera dem med biffen. Låt marinera i 1 timme. Ta bort steken från marinaden. Hetta upp hälften av oljan och fräs bambuskott, lök, selleri och chili i 3 minuter och ta sedan ur pannan. Hetta upp resterande olja och stek steken i 3 minuter. Kombinera marinaden, låt koka upp och tillsätt de stekta grönsakerna. Koka, rör om, i 2 minuter. Blanda buljongen och majsstärkelsen och tillsätt den i pannan. Koka upp och låt sjuda under omrörning tills såsen har klarnat och tjocknat.

Nötkött med kinakål

Det serverar 4

225 g magert nötkött

30 ml / 2 matskedar jordnötsolja (jordnöt).

350 g kinakål, riven

120 ml / 4 fl oz / ¬Ω kopp nötköttsbuljong

salt och nymalen peppar

10 ml / 2 teskedar majsmjöl (majsstärkelse)

30 ml / 2 matskedar vatten

Skiva köttet tunt mot säden. Hetta upp oljan och stek köttet tills det är gyllenbrunt. Tillsätt kinakålen och fräs tills den mjuknat något. Tillsätt buljongen, låt koka upp och smaka av med salt och peppar. Täck över och låt sjuda i 4 minuter tills köttet är mört. Blanda maizena och vatten, häll i pannan och låt sjuda under omrörning tills såsen tjocknar.

Suey Beef Chop

Det serverar 4

3 st selleristänger, skivade

100 g böngroddar

100 g broccolibuktor

60 ml / 4 matskedar jordnötsolja (jordnöt).

3 ramslökar (salladslökar), hackade

2 vitlöksklyftor, krossade

1 skiva ingefära, hackad

225 g magert nötkött, skuret i strimlor

45 ml / 3 matskedar sojasås
15 ml / 1 matsked risvin eller torr sherry
5 ml / 1 tesked salt
2,5 ml / ¬Ω tesked socker
nymalen peppar
15 ml / 1 matsked majsmjöl (majsstärkelse)

Blanchera selleri, böngroddar och broccoli i kokande vatten i 2 minuter, låt rinna av och torka. Hetta upp 45 ml / 3 matskedar olja och fräs vårlöken, vitlöken och ingefäran tills de är gyllenbruna. Tillsätt köttet och fräs i 4 minuter. Ta bort från pannan. Hetta upp resterande olja och stek grönsakerna i 3 minuter. Tillsätt nötkött, sojasås, vin eller sherry, salt, socker och en nypa peppar och fräs i 2 minuter. Blanda majsstärkelsen med lite vatten, häll den i pannan och låt sjuda under omrörning tills såsen har klarnat och tjocknat.

Nötkött med gurka

Det serverar 4

450 g / 1 pund nötkött, tunt skivad
45 ml / 3 matskedar sojasås
30 ml / 2 matskedar majsmjöl (majsstärkelse)
60 ml / 4 matskedar jordnötsolja (jordnöt).
2 gurkor, skalade, kärnade och skivade
60 ml / 4 matskedar kycklingbuljong
30 ml / 2 matskedar risvin eller torr sherry
salt och nymalen peppar

Lägg biffen i en skål. Blanda samman sojasås och majsstärkelse och kombinera med biffen. Låt marinera i 30 minuter. Hetta upp hälften av oljan och fräs gurkorna i 3 minuter tills de är ogenomskinliga, ta sedan bort från pannan. Hetta upp den återstående oljan och fräs biffen tills den är gyllenbrun. Tillsätt gurkorna och fräs i 2 minuter. Tillsätt buljong, vin eller sherry och smaka av med salt och peppar. Koka upp, täck och låt sjuda i 3 minuter.

Chow Mein nötkött

Det serverar 4

Rumpstek 750 g / 1 ¬Ω lb

2 lökar

45 ml / 3 matskedar sojasås

45 ml / 3 matskedar risvin eller torr sherry

15 ml / 1 matsked jordnötssmör

5 ml / 1 tesked citronsaft

350 g äggpasta

60 ml / 4 matskedar jordnötsolja (jordnöt).

175 ml / 6 fl oz / ¬œ kopp kycklingbuljong

15 ml / 1 matsked majsmjöl (majsstärkelse)

30 ml / 2 matskedar ostronsås

4 vårlökar (salladslökar), hackade

3 st selleristänger, skivade

100 g svamp, skivad

1 grön paprika, skuren i strimlor

100 g böngroddar

Ta bort och ta bort fettet från köttet. Skär parmesanen i tunna skivor på tvären. Skär löken i klyftor och separera lagren. Blanda 15 ml / 1 matsked sojasås med 15 ml / 1 matsked vin eller sherry, jordnötssmör och citronsaft. Lägg i köttet, täck över och låt vila i 1 timme. Koka nudlarna i kokande vatten i cirka 5 minuter eller tills de är mjuka. Dränera väl. Hetta upp 15 ml / 1 matsked olja, tillsätt 15 ml / 1 matsked sojasås och nudlar och stek i 2 minuter tills de är gyllenbruna. Överför till en uppvärmd serveringsfat.

Blanda resterande sojasås och vin eller sherry med buljongen, majsstärkelsen och ostronsåsen. Hetta upp 15 ml / 1 matsked olja och fräs löken i 1 minut. Tillsätt selleri, svamp, peppar och böngroddar och fräs i 2 minuter. Ta bort från woken. Hetta upp resten av oljan och fräs köttet tills det är gyllenbrunt. Tillsätt buljongen, låt koka upp, täck över och låt sjuda i 3 minuter. Lägg tillbaka grönsakerna i woken och låt sjuda under omrörning i cirka 4 minuter tills de är varma. Häll blandningen över nudlarna och servera.

Gurkstek

Det serverar 4

450 g rumpstek

10 ml / 2 teskedar majsmjöl (majsstärkelse)

10 ml / 2 teskedar salt

2,5 ml / ¬Ω tesked nymalen peppar

90 ml / 6 matskedar jordnötsolja (jordnöt).

1 lök, finhackad

1 gurka, skalad och skivad

120 ml / 4 fl oz / ¬Ω kopp nötköttsbuljong

Skär steken i strimlor och sedan i tunna skivor mot säden. Lägg i en skål och tillsätt majsstärkelse, salt, peppar och hälften av oljan. Låt marinera i 30 minuter. Hetta upp den återstående oljan och fräs nötköttet och löken tills de är gyllenbruna. Tillsätt gurkan och fonden, låt koka upp, täck och låt sjuda i 5 minuter.

Bakad biffcurry

Det serverar 4

45 ml / 3 matskedar smör

15 ml / 1 matsked currypulver

45 ml / 3 matskedar mjöl (för alla användningsområden).

375 ml / 13 fl oz / 1¬Ω koppar mjölk

15 ml / 1 matsked sojasås

salt och nymalen peppar

450 g kokt, malet nötkött

100 g ärtor

2 morötter, hackade
2 lökar, hackade
225 g kokt långkornigt ris, varmt
1 hårdkokt ägg (kokt), skivat

Smält smöret, tillsätt curry och mjöl och koka i 1 minut. Tillsätt mjölk och soja, låt koka upp och låt sjuda under omrörning i 2 minuter. Krydda med salt och peppar. Tillsätt nötkött, ärtor, morötter och lök och blanda väl för att täcka med såsen. Tillsätt riset, överför sedan blandningen till en bakplåt och grädda i en förvärmd ugn vid 200 ∞C / 400 ∞F / gasmark 6 i 20 minuter tills grönsakerna är mjuka. Servera garnerad med skivor hårdkokt ägg.

Marinerad abalone

Det serverar 4

450 g / 1 lb konserverad abalone

45 ml / 3 matskedar sojasås

30 ml / 2 matskedar vinäger

5 ml / 1 tesked socker

några droppar sesamolja

Låt abalonen rinna av och skiva den tunt eller skär i strimlor. Blanda de övriga ingredienserna, häll över abalonen och blanda väl. Täck över och kyl i 1 timme.

Bräserade bambuskott

Det serverar 4

60 ml / 4 matskedar jordnötsolja (jordnöt).
225g bambuskott, skurna i strimlor
60 ml / 4 matskedar kycklingbuljong
15 ml / 1 matsked sojasås
5 ml / 1 tesked socker
5 ml / 1 tsk risvin eller torr sherry

Hetta upp oljan och stek bambuskotten i 3 minuter. Blanda buljong, soja, socker och vin eller sherry och tillsätt dem i pannan. Täck över och låt sjuda i 20 minuter. Låt svalna och svalna innan servering.

Kyckling Med Gurka

Det serverar 4

1 gurka, skalad och kärnad
225g kokt kyckling, skuren i små bitar
5 ml / 1 tesked senapspulver
2,5 ml / ½ tesked salt
30 ml / 2 matskedar vinäger

Skär gurkan i strimlor och lägg dem på ett serveringsfat. Ordna kycklingen ovanpå. Blanda senap, salt och vinäger och häll över kycklingen precis innan servering.

Kyckling Med Sesam

Det serverar 4

350 g kokt kyckling
120 ml / 4 fl oz / ¬Ω kopp vatten
5 ml / 1 tesked senapspulver
15 ml / 1 matsked sesamfrön
2,5 ml / ¬Ω tesked salt
En nypa socker
45 ml / 3 matskedar hackad färsk koriander
5 vårlökar (salladslökar), hackade
¬Ω salladshuvud, rivet

Skär kycklingen i tunna strimlor. Blanda tillräckligt med vatten i senapen för att göra en slät pasta och tillsätt den till kycklingen. Rosta sesamfröna i en torr stekpanna tills de fått lite färg, lägg dem sedan i kycklingen och strö över salt och socker. Tillsätt hälften av persiljan och vårlöken och blanda väl. Lägg upp salladen på ett serveringsfat, garnera med kycklingblandningen och garnera med resterande persilja.

Litchi med ingefära

Det serverar 4

1 stor vattenmelon, halverad och kärnad
450g / 1lb konserverad litchi, avrunnen
5 cm / 2 ingefära stjälkar, skivad
några myntablad

Fyll melonhalvorna med litchi och ingefära, dekorera med myntablad. Kyl innan servering.

Kycklingvingar tillagade i rött

Det serverar 4

8 kycklingvingar
2 vårlökar (salladslökar), hackade
75 ml / 5 matskedar sojasås
120 ml / 4 fl oz / ¬Ω kopp vatten
30 ml / 2 matskedar farinsocker

Skär och kassera de beniga spetsarna på kycklingvingarna och skär dem på mitten. Lägg i en kastrull tillsammans med övriga ingredienser, låt koka upp, täck över och låt sjuda i 30 minuter. Ta av locket och fortsätt att sjuda i ytterligare 15 minuter, blöt ofta. Låt svalna och svalna sedan innan servering.

Krabbkött Med Gurkan

Det serverar 4

100 g krabbkött, i flingor

2 gurkor, skalade och hackade

1 skiva ingefära, hackad

15 ml / 1 matsked sojasås

30 ml / 2 matskedar vinäger

5 ml / 1 tesked socker

några droppar sesamolja

Lägg krabbköttet och gurkan i en skål. Blanda de övriga ingredienserna, häll över krabbköttsblandningen och blanda väl. Täck över och kyl i 30 minuter innan servering.

marinerad svamp

Det serverar 4

225 g champinjoner
30 ml / 2 matskedar sojasås
15 ml / 1 matsked risvin eller torr sherry
nypa salt
några droppar Tabasco
några droppar sesamolja

Blanchera svampen i kokande vatten i 2 minuter, låt rinna av och torka dem. Lägg i en skål och häll över övriga ingredienser. Blanda väl och låt svalna innan servering.

Marinerad vitlökssvamp

Det serverar 4

225 g champinjoner

3 vitlöksklyftor, krossade

30 ml / 2 matskedar sojasås

30 ml / 2 matskedar risvin eller torr sherry

15 ml / 1 matsked sesamolja

nypa salt

Lägg svampen och vitlöken i ett durkslag, häll kokande vatten över och låt vila i 3 minuter. Häll av och torka väl. Blanda övriga ingredienser, häll marinaden över svampen och låt marinera i 1 timme.

Räkor och blomkål

Det serverar 4

225 g blomkålsbuketter
100 g skalade räkor
15 ml / 1 matsked sojasås
5 ml / 1 tsk sesamolja

Koka blomkålen separat i ca 5 minuter tills den är mjuk men fortfarande krispig. Blanda med räkorna, strö över sojasås och sesamolja och blanda ihop. Kyl innan servering.

Sesamskinka pinnar

Det serverar 4

225 g skinka, skuren i strimlor

10 ml / 2 teskedar sojasås

2,5 ml / ¬Ω tesked sesamolja

Lägg upp skinkan på ett serveringsfat. Blanda soja och sesamolja, strö över skinkan och servera.

Kall tofu

Det serverar 4

450 g tofu, skivad

45 ml / 3 matskedar sojasås

45 ml / 3 matskedar jordnötsolja (jordnöt).

nymalen peppar

Lägg tofun, några skivor åt gången, i ett durkslag och doppa den i kokande vatten i 40 sekunder, låt den rinna av och lägg den på ett serveringsfat. Låt det svalna. Blanda ihop sojasåsen och oljan, strö över tofun och servera beströdd med peppar.

Kyckling Med Bacon

Det serverar 4

225 g kyckling, mycket tunt skivad

75 ml / 5 matskedar sojasås

15 ml / 1 matsked risvin eller torr sherry

1 vitlöksklyfta, krossad

15 ml / 1 matsked farinsocker

5 ml / 1 tesked salt

5 ml / 1 tsk hackad ingefärarot

225 g magert bacon, skuret i tärningar

100 g vattenkastanjer, mycket tunt skivade

30 ml / 2 matskedar honung

Lägg kycklingen i en skål. Blanda 45 ml / 3 msk sojasås med vin eller sherry, vitlök, socker, salt och ingefära, häll över kycklingen och marinera i ca 3 timmar. Stoppa kycklingen, baconet och kastanjerna på kebabspetten. Blanda resten av sojan med honungen och pensla spetten. Grilla (stekt) under en het grill i cirka 10 minuter tills de är kokta, vänd ofta och pensla med mer glasyr medan de tillagas.

Kyckling Och Banan Pommes Frites

Det serverar 4

2 kokta kycklingbröst

2 hårdkokta bananer

6 skivor bröd

4 ägg

120 ml / 4 fl oz / ¬Ω kopp mjölk

50 g / 2 oz / ¬Ω kopp vanligt mjöl (all-purpose).

225 g / 8 oz / 4 koppar färskt ströbröd

stek olja

Skär kycklingen i 24 bitar. Skala bananerna och skär dem på längden i fjärdedelar. Skär varje fjärdedel i tredjedelar för att göra 24 bitar. Skär skorpan på brödet och skär det i fjärdedelar. Vispa upp ägg och mjölk och pensla på ena sidan av brödet. Lägg en bit kyckling och en bit banan på den äggklädda sidan av varje brödbit. Mjöla rutorna lätt, lägg dem sedan i ägget och täck dem med ströbröd. Passera igen i ägget och ströbrödet. Hetta upp oljan och stek några rutor åt gången tills de är gyllenbruna. Låt rinna av på hushållspapper innan servering.

Kyckling med ingefära och svamp

Det serverar 4

225 g kycklingbröstfiléer

5 ml / 1 tsk femkryddspulver

15 ml / 1 matsked mjöl (för alla användningsområden).

120 ml / 4 fl oz / ¬Ω kopp jordnötsolja (jordnöt).

4 schalottenlök, halverade

1 vitlöksklyfta, skivad

1 skiva ingefära, hackad

25 g / 1 oz / ¬° kopp cashewnötter

5 ml / 1 tesked honung

15 ml / 1 matsked rismjöl

75 ml / 5 matskedar risvin eller torr sherry

100 g svamp, skuren i fjärdedelar

2,5 ml / ¬Ω tesked gurkmeja

6 gula chili, halverad

5 ml / 1 tesked sojasås

¬ ¬ limejuice

salt och peppar

4 knapriga salladsblad

Skär kycklingbröstet diagonalt mot parmesanen i tunna strimlor. Strö över femkryddspulver och täck lätt med mjöl. Hetta upp 15 ml / 1 msk olja och fräs kycklingen tills den är gyllenbrun. Ta bort från pannan. Hetta upp lite mer olja och fräs schalottenlök, vitlök, ingefära och cashewnötter i 1 minut. Tillsätt honungen och blanda tills grönsakerna är täckta. Strö över mjöl och tillsätt sedan vinet eller sherryn. Tillsätt svamp, gurkmeja och chili och koka i 1 minut. Tillsätt kycklingen, sojasåsen, hälften av limesaften, salt och peppar och värm. Ta bort från pannan och håll varmt. Hetta upp lite mer olja, tillsätt salladsbladen och stek snabbt, smaka av med salt och peppar och resterande limesaft. Lägg upp salladsbladen på ett hett serveringsfat, lägg köttet och grönsakerna ovanpå och servera.

Kyckling och skinka

Det serverar 4

225 g kyckling, mycket tunt skivad

75 ml / 5 matskedar sojasås

15 ml / 1 matsked risvin eller torr sherry

15 ml / 1 matsked farinsocker

5 ml / 1 tsk hackad ingefärarot

1 vitlöksklyfta, krossad

225 g kokt skinka, tärnad

30 ml / 2 matskedar honung

Lägg kycklingen i en skål med 45 ml / 3 msk sojasås, vin eller sherry, socker, ingefära och vitlök. Låt marinera i 3 timmar. Stoppa kycklingen och skinkan på kebabspetten. Blanda resten av sojan med honungen och pensla spetten. Grilla (stekt) under en het grill i cirka 10 minuter, vänd ofta och pensla med frosting medan de tillagas.

Grillad kycklinglever

Det serverar 4

450 g kycklinglever

45 ml / 3 matskedar sojasås

15 ml / 1 matsked risvin eller torr sherry

15 ml / 1 matsked farinsocker

5 ml / 1 tesked salt

5 ml / 1 tsk hackad ingefärarot

1 vitlöksklyfta, krossad

Blanchera kycklinglevrarna i kokande vatten i 2 minuter och låt rinna av väl. Lägg i en skål med alla övriga ingredienser utom oljan och marinera i ca 3 timmar. Trä upp kycklinglevrarna på kebabspetten och grilla (stekt) under en het grill i ca 8 minuter tills de är gyllenbruna.

Krabbbollar med vattenkastanjer

Det serverar 4

450 g krabbkött, hackat

100 g vattenkastanjer, hackade

1 vitlöksklyfta, krossad

1 cm / ¬Ω skivad ingefära rot, finhackad

45 ml / 3 matskedar majsmjöl (majsstärkelse)

30 ml / 2 matskedar sojasås

15 ml / 1 matsked risvin eller torr sherry

5 ml / 1 tesked salt

5 ml / 1 tesked socker

3 ägg, vispade

stek olja

Blanda alla ingredienser utom oljan och forma till bollar. Hetta upp oljan och stek krabbabollarna tills de är gyllenbruna. Låt rinna av väl före servering.

Dim sum

Det serverar 4

100 g skalade räkor, hackade

225g magert fläsk, finhackat

50 g kinakål, finhackad

3 ramslökar (salladslökar), hackade

1 ägg, uppvispat

30 ml / 2 matskedar majsmjöl (majsstärkelse)

10 ml / 2 teskedar sojasås

5 ml / 1 tsk sesamolja

5 ml / 1 tesked ostronsås

24 wonton skinn

stek olja

Blanda ihop räkorna, fläsket, kålen och vårlöken. Blanda ägget, majsstärkelsen, sojasåsen, sesamoljan och ostronsåsen. Placera matskedar av blandningen i mitten av varje wontonskinn. Linda försiktigt omslagen runt fyllningen, stoppa in kanterna men lämna topparna öppna. Hetta upp oljan och stek dim summen några åt gången tills den är gyllenbrun. Låt rinna av väl och servera varm.

Skinka och kycklingrullar

Det serverar 4

2 kycklingbröst

1 vitöksklyfta, krossad

2,5 ml / ¬Ω tesked salt

2,5 ml / ¬Ω tesked femkryddspulver

4 skivor kokt skinka

1 ägg, uppvispat

30 ml / 2 matskedar mjölk

25 g / 1 oz / ¬° kopp vanligt mjöl (för alla användningsområden).

4 äggrulleskinn

stek olja

Skär kycklingbrösten på mitten. Vispa dem tills de är väldigt tunna. Blanda vitlök, salt och femkryddspulver och strö över kycklingen. Lägg en skiva skinka ovanpå varje kycklingbit och rulla ihop den väl. Blanda ägget och mjölken. Mjöla lätt kycklingbitarna och doppa dem sedan i äggblandningen. Lägg varje bit på skinnet på en äggrulle och pensla kanterna med uppvispat ägg. Vik sidorna och rulla sedan ihop dem, nyp ihop kanterna för att täta. Hetta upp oljan och stek rullarna i ca 5 minuter tills de är gyllenbruna brun och kokt. Låt rinna av på hushållspapper och skär sedan i tjocka diagonala skivor för servering.

Bakade skinka virvlar

Det serverar 4

350 g / 12 oz / 3 koppar mjöl (all-purpose).

175 g / 6 oz / ¬œ kopp smör

120 ml / 4 fl oz / ¬Ω kopp vatten

225 g skinka, hackad

100 g bambuskott, hackade

2 vårlökar (salladslökar), hackade

15 ml / 1 matsked sojasås

30 ml / 2 matskedar sesamfrön

Lägg mjölet i en skål och tillsätt smöret. Blanda i vattnet för att bilda en pasta. Kavla ut degen och skär den i 5 cm / 2 cm cirklar. Blanda alla övriga ingredienser utom sesamfröna och lägg en sked på varje cirkel. Pensla kanterna på smördegen med vatten och täta ihop. Pensla utsidan med vatten och strö över sesamfrön. Grädda i en förvärmd ugn vid 180¬∞C / 350¬∞F / gasmark 4 i 30 minuter.

Rökt pseudofisk

Det serverar 4

1 havsabborre
3 skivor ingefära, skivade
1 vitlöksklyfta, krossad
1 vårlök (schalottenlök), ofta skivad
75 ml / 5 matskedar sojasås
30 ml / 2 matskedar risvin eller torr sherry
2,5 ml / ½ tesked mald anis
2,5 ml / ½ tesked sesamolja
10 ml / 2 teskedar socker
120 ml / 4 fl oz / ½ kopp buljong
stek olja
5 ml / 1 tesked majsmjöl (majsstärkelse)

Skala fisken och skär den i skivor av 5 mm (¼ in) motfiber. Blanda ihop ingefära, vitlök, vårlök, 60 ml / 4 matskedar sojasås, sherry, anis och sesamolja. Häll över fisken och låt den smaka fint. Låt vila i 2 timmar, rör om då och då.

Låt marinaden rinna av i en kastrull och klappa fisken på hushållspapper. Tillsätt socker, buljong och resterande sojasås marinera, låt koka upp och låt sjuda i 1 minut. Om såsen behöver tjockna, blanda majsstärkelsen med lite kallt vatten, tillsätt den i såsen och låt sjuda under omrörning tills såsen tjocknar.

Värm under tiden oljan och stek fisken gyllenbrun. Dränera väl. Doppa fiskbitarna i marinaden och lägg dem sedan på ett varmt serveringsfat. Servera varm eller kall.

Stuvade svampar

Det serverar 4

12 stora kapell av torkad svamp
225 g krabbkött
3 vattenkastanjer, hackade
2 ramslökar (salladslökar), fint hackade
1 äggvita
15 ml / 1 matsked majsmjöl (majsstärkelse)
15 ml / 1 matsked sojasås
15 ml / 1 matsked risvin eller torr sherry

Blötlägg svampen i varmt vatten över natten. Krama torr. Blanda de övriga ingredienserna och använd för att stoppa i svamplocken. Lägg på ett galler och ånga i 40 minuter. Servera varm.

Svamp / Ostronsås

Det serverar 4

10 torkade kinesiska svampar
250 ml / 1 kopp nötbuljong
15 ml / 1 matsked majsmjöl (majsstärkelse)
30 ml / 2 matskedar ostronsås
5 ml / 1 tsk risvin eller torr sherry

Blötlägg svampen i varmt vatten i 30 minuter, låt sedan rinna av, spara 250 ml / 8 fl oz / 1 kopp blötläggningsvätska. Kassera stjälkarna. Blanda 60 ml / 4 matskedar nötbuljong med majsstärkelsen tills du har en pasta. Koka upp resterande köttbuljong med svamp och svampvätska, täck och låt sjuda i 20 minuter. Ta bort svampen från vätskan med en hålslev och lägg dem på ett hett serveringsfat. Tillsätt ostronsås och sherry i pannan och låt sjuda under omrörning i 2 minuter. Rör ner majsstärkelsepastan och låt sjuda, rör om tills såsen tjocknar. Häll över svampen och servera genast.

Fläsk och salladsrullar

Det serverar 4

4 torkade kinesiska svampar

15 ml / 1 matsked jordnötsolja (jordnöt).

225 g magert fläsk, malet

100 g bambuskott, hackade

100 g vattenkastanjer, hackade

4 vårlökar (salladslökar), hackade

175 g krabbakött, i flingor

30 ml / 2 matskedar risvin eller torr sherry

15 ml / 1 matsked sojasås

10 ml / 2 teskedar ostronsås

10 ml / 2 teskedar sesamolja

9 kinesiska blad

Blötlägg svampen i varmt vatten i 30 minuter, låt sedan rinna av. Ta bort stjälkarna och hacka locken. Hetta upp oljan och stek fläsket i 5 minuter. Tillsätt svampen, bambuskotten, vattenkastanjerna, vårlöken och krabbköttet och fräs i 2 minuter. Blanda vin eller sherry, soja, ostronsås och sesamolja och rör ner i pannan. Avlägsna från värme. Blanchera under tiden de kinesiska bladen i kokande vatten i 1 minut dränera. Lägg en matsked fläskblandning i mitten av varje blad, vik på sidorna och rulla ihop till servering.

Fläsk Köttbullar Och Kastanjer

Det serverar 4

450 g malet fläsk (malet).

50 g svamp, finhackad

50 g vattenkastanjer, fint hackade

1 vitlöksklyfta, krossad

1 ägg, uppvispat

30 ml / 2 matskedar sojasås

15 ml / 1 matsked risvin eller torr sherry

5 ml / 1 tsk hackad ingefärarot

5 ml / 1 tesked socker

salt-

30 ml / 2 matskedar majsmjöl (majsstärkelse)

stek olja

Blanda alla ingredienser utom majsstärkelsen och forma bollar med blandningen. Rulla ihop majsstärkelsen. Hetta upp oljan och stek köttbullarna i ca 10 minuter tills de är gyllenbruna. Låt rinna av väl före servering.

Fläsk dumplings

Det serverar 4,Äì6

450 g / 1 pund mjöl (all-purpose).

500 ml / 17 fl oz / 2 koppar vatten

450 g kokt fläsk, malet

225 g skalade räkor, hackade

4 stjälkar selleri, hackade

15 ml / 1 matsked sojasås

15 ml / 1 matsked risvin eller torr sherry

15 ml / 1 matsked sesamolja

5 ml / 1 tesked salt

2 ramslökar (salladslökar), fint hackade

2 vitlöksklyftor, krossade

1 skiva ingefära, hackad

Blanda mjöl och vatten tills degen är mjuk och knåda väl. Täck över och låt vila i 10 minuter. Kavla ut degen så tunt som möjligt och skär den i 5 cm cirklar. Blanda ihop alla övriga ingredienser. Lägg en sked blandning på varje cirkel, fukta kanterna och stäng i en halvcirkel. Koka upp en kastrull med vatten och doppa sedan försiktigt gnocchin i vattnet.

Fläsk Och Kalvkött Köttbullar

Det serverar 4

100 g malet fläsk (malet).

100 g kalvfärs (malen).

1 skiva randigt bacon, hackad (hackad)

15 ml / 1 matsked sojasås

salt och peppar

1 ägg, uppvispat

30 ml / 2 matskedar majsmjöl (majsstärkelse)

stek olja

Blanda köttfärs och bacon och smaka av med salt och peppar. Blanda med ägget, forma bollar i storleken av en valnöt och strö över majsstärkelse. Hetta upp oljan och stek tills den är gyllenbrun. Låt rinna av väl före servering.

Räkfjäril

Det serverar 4

450 g stora skalade räkor

15 ml / 1 matsked sojasås

5 ml / 1 tsk risvin eller torr sherry

5 ml / 1 tsk hackad ingefärarot

2,5 ml / ¬Ω tesked salt

2 ägg, vispade

30 ml / 2 matskedar majsmjöl (majsstärkelse)

15 ml / 1 matsked mjöl (för alla användningsområden).

stek olja

Skär räkorna på hälften av baksidan och bred ut dem i form av en fjäril. Blanda ihop soja, vin eller sherry, ingefära och salt. Häll över räkorna och låt marinera i 30 minuter. Ta bort från marinaden och klappa torrt. Vispa ägget med maizena och mjöl tills du får en smet och doppa räkorna i smeten. Hetta upp oljan och stek räkorna tills de är gyllenbruna. Låt rinna av väl före servering.

kinesiska räkor

Det serverar 4

450 g oskalade räkor
30 ml / 2 matskedar Worcestershiresås
15 ml / 1 matsked sojasås
15 ml / 1 matsked risvin eller torr sherry
15 ml / 1 matsked farinsocker

Lägg räkorna i en skål. Blanda övriga ingredienser, häll över räkorna och låt marinera i 30 minuter. Överför till en bakplåt och grädda i en förvärmd ugn vid 150¬∞C / 300¬∞F / gasmark 2 i 25 minuter. Servera varm eller kall med skalen så att gästerna kan skala sina egna.

Dragon moln

Det serverar 4

100 g räkkex

stek olja

Hetta upp oljan tills den är väldigt varm. Tillsätt en näve räkkex i taget och stek i några sekunder tills de är svullna. Ta bort från oljan och låt rinna av på hushållspapper medan du fortsätter att steka kexen.

Krispiga räkor

Det serverar 4

450 g skalade tigerräkor

15 ml / 1 matsked risvin eller torr sherry

10 ml / 2 teskedar sojasås

5 ml / 1 tsk femkryddspulver

salt och peppar

90 ml / 6 matskedar majsmjöl (majsstärkelse)

2 ägg, vispade

100 g ströbröd

jordnötsolja för stekning

Blanda räkorna med vinet eller sherryn, sojasåsen och femkryddspulvret och smaka av med salt och peppar. Häll över dem i majsmjölet och sedan i det uppvispade ägget och i ströbrödet. Stek i kokande olja i några minuter tills de är gyllenbruna, låt rinna av och servera omedelbart.

Räkor Med Ingefära Sås

Det serverar 4

15 ml / 1 matsked sojasås
5 ml / 1 tsk risvin eller torr sherry
5 ml / 1 tsk sesamolja
450 g skalade räkor
30 ml / 2 matskedar hackad färsk persilja
15 ml / 1 matsked vinäger
5 ml / 1 tsk hackad ingefärarot

Blanda samman soja, vin eller sherry och sesamolja. Häll över räkorna, täck över och låt marinera i 30 minuter. Grilla räkorna i några minuter tills de precis är genomstekta, strö över marinaden. Blanda under tiden i persilja, vinäger och ingefära för att servera till räkorna.

Räkor och nudelrullar

Det serverar 4

50 g äggpasta, skuren i bitar
15 ml / 1 matsked jordnötsolja (jordnöt).
50 g magert fläsk, finhackat
100 g svamp, hackad
3 ramslökar (salladslökar), hackade
100 g skalade räkor, hackade
15 ml / 1 matsked risvin eller torr sherry
salt och peppar
24 wonton skinn
1 ägg, uppvispat
stek olja

Koka nudlarna i kokande vatten i 5 minuter, låt rinna av och hacka. Hetta upp oljan och stek fläsket i 4 minuter. Tillsätt svampen och löken och fräs i 2 minuter och ta sedan av från värmen. Tillsätt räkorna, vin eller sherry och nudlar och smaka av med salt och peppar. Placera skedar av blandningen i mitten av varje wontonskinn och pensla kanterna med uppvispat ägg. Vik över kanterna och rulla sedan ihop omslagen, försegla kanterna mot varandra. Hetta upp oljan och stek rullarna a några åt gången i ca 5 minuter tills de är gyllenbruna. Låt rinna av på hushållspapper innan servering.

räkor rostat bröd

Det serverar 4

2 ägg 450 g skalade räkor, hackade

15 ml / 1 matsked majsmjöl (majsstärkelse)

1 lök, finhackad

30 ml / 2 matskedar sojasås

15 ml / 1 matsked risvin eller torr sherry

5 ml / 1 tesked salt

5 ml / 1 tsk hackad ingefärarot

8 skivor bröd, skurna i trianglar

stek olja

Blanda 1 ägg med alla övriga ingredienser utom brödet och oljan. Häll blandningen på brödtrianglarna och tryck till en kupol. Pensla med resterande ägg. Hetta upp ca 5 cm olja och stek brödtrianglarna tills de är gyllenbruna. Låt rinna av väl före servering.

Fläsk och räkor wonton med sötsur sås

Det serverar 4

120 ml / 4 fl oz / ½ kopp vatten

60 ml / 4 matskedar vinäger

60 ml / 4 matskedar farinsocker

30 ml / 2 matskedar tomatpuré √ © e (pasta)

10 ml / 2 teskedar majsmjöl (majsstärkelse)

25 g svamp, hackad

25 g skalade räkor, hackade

50 g magert fläsk, malet

2 vårlökar (salladslökar), hackade

5 ml / 1 tesked sojasås

2,5 ml / ½ tesked riven ingefärarot

1 vitlöksklyfta, krossad

24 wonton skinn

stek olja

Blanda vatten, vinäger, socker, tomatpuré och majsstärkelse i en kastrull. Koka upp under konstant omrörning och låt sjuda i 1 minut. Ta bort från värmen och håll varmt.

Kombinera svamp, räkor, fläsk, vårlök, soja, ingefära och vitlök. Lägg en sked av fyllningen på varje skal, pensla kanterna med vatten och tryck ihop för att täta. Hetta upp oljan och stek wontons några åt gången tills de är gyllenbruna. Låt rinna av på hushållspapper och servera varm med sötsur sås.

Kycklingbuljong

Ger 2 liter / 3½ poäng / 8½ koppar

1,5 kg / 2 pund kokta eller råa kycklingben

450 g fläskben

1 cm / ½ ingefära rot i bitar

3 vårlökar (salladslökar), skivade

1 vitlöksklyfta, krossad

5 ml / 1 tesked salt

2,25 liter / 4 pt / 10 koppar vatten

Koka upp alla ingredienser, täck över och låt sjuda i 15 minuter. Eliminera fettet. Täck och låt sjuda i 1 och en halv timme. Filtrera, kyl och skumma. Frys in i små mängder eller kyl och använd inom 2 dagar.

Fläsk och böngroddarsoppa

Det serverar 4

450 g tärnad fläsk

1,5 l / 2½ pt / 6 dl kycklingbuljong

5 skivor ingefärarot

350 g böngroddar

15 ml / 1 matsked salt

Blanchera fläsket i kokande vatten i 10 minuter och låt sedan rinna av. Koka upp buljongen och tillsätt fläsket och ingefäran. Täck och låt sjuda i 50 minuter. Tillsätt böngroddar och salt och låt sjuda i 20 minuter.

Abalone och svampsoppa

Det serverar 4

60 ml / 4 matskedar jordnötsolja (jordnöt).
100 g magert fläsk, skuren i strimlor
225 g konserverad abalone, skuren i strimlor
100 g svamp, skivad
2 st selleri, skivade
50 g skinka, skuren i strimlor
2 lökar, skivade
1,5 l / 2½ pt / 6 koppar vatten
30 ml / 2 matskedar vinäger
45 ml / 3 matskedar sojasås
2 skivor ingefära, hackad
salt och nymalen peppar
15 ml / 1 matsked majsmjöl (majsstärkelse)
45 ml / 3 matskedar vatten

Hetta upp oljan och fräs fläsk, abalone, svamp, selleri, skinka och lök i 8 minuter. Tillsätt vattnet och vinägern, låt koka upp, täck och låt sjuda i 20 minuter. Tillsätt sojasås, ingefära, salt och peppar. Mixa majsstärkelsen tills du får en pasta med vatten, häll det i soppan och låt sjuda under omrörning i 5 minuter tills soppan har klarnat och tjocknat.

Kyckling Och Sparris Soppa

Det serverar 4

100 g kyckling, strimlad

2 äggvitor

2,5 ml / ½ tesked salt

30 ml / 2 matskedar majsmjöl (majsstärkelse)

225 g sparris, skuren i 5 cm bitar

100 g böngroddar

1,5 l / 2½ pt / 6 dl kycklingbuljong

100 g champinjoner

Blanda kycklingen med äggvitan, salt och maizena och låt vila i 30 minuter. Koka kycklingen i kokande vatten i cirka 10 minuter tills den är genomstekt, låt den rinna av ordentligt. Blanchera sparrisen i kokande vatten i 2 minuter och låt den rinna av. Blanchera böngroddarna i kokande vatten i 3 minuter och låt dem rinna av. Häll buljongen i en stor stekpanna och tillsätt kyckling, sparris, champinjoner och böngroddar. Koka upp och smaka av med salt. Sjud i några minuter så att smakerna utvecklas och tills grönsakerna är mjuka men fortfarande krispiga.

Köttsoppa

Det serverar 4

225 g / 8 oz nötfärs (malet).
15 ml / 1 matsked sojasås
15 ml / 1 matsked risvin eller torr sherry
15 ml / 1 matsked majsmjöl (majsstärkelse)
1,2 l / 2 pt / 5 dl kycklingbuljong
5 ml / 1 tsk chilibönsås
salt och peppar
2 ägg, vispade
6 vårlökar (salladslökar), hackade

Blanda köttet med soja, vin eller sherry och majsstärkelse. Tillsätt till buljongen och låt koka upp gradvis under omrörning. Tillsätt chilibönsåsen och smaka av med salt och peppar, täck över och låt sjuda i cirka 10 minuter, rör om då och då. Blanda ner äggen och servera beströdd med vårlök.

Kinesisk nötkött och lövsoppa

Det serverar 4

200 g magert nötkött, skuren i strimlor
15 ml / 1 matsked sojasås
15 ml / 1 matsked jordnötsolja (jordnöt).
1,5 l / 2½ pt / 6 koppar nötbuljong
5 ml / 1 tesked salt
2,5 ml / ½ tesked socker
½ huvud av kinesiska blad skärs i bitar

Blanda köttet med sojasåsen och oljan och låt marinera i 30 minuter, rör om då och då. Koka upp buljongen med salt och socker, tillsätt kinabladen och låt puttra i cirka 10 minuter tills den nästan är kokt. Tillsätt köttet och låt sjuda i ytterligare 5 minuter.

Kålsoppa

Det serverar 4

60 ml / 4 matskedar jordnötsolja (jordnöt).

2 lökar, hackade

100 g magert fläsk, skuren i strimlor

225 g kinakål, riven

10 ml / 2 teskedar socker

1,2 l / 2 pt / 5 dl kycklingbuljong

45 ml / 3 matskedar sojasås

salt och peppar

15 ml / 1 matsked majsmjöl (majsstärkelse)

Hetta upp oljan och fräs lök och fläsk tills de är gyllenbruna. Tillsätt kål och socker och fräs i 5 minuter. Tillsätt buljong och soja och smaka av med salt och peppar. Koka upp, täck och låt sjuda i 20 minuter. Blanda majsstärkelsen med lite vatten, tillsätt den i soppan och låt sjuda under omrörning tills soppan har tjocknat och genomskinlig.

Kryddig nötköttssoppa

Det serverar 4

45 ml / 3 matskedar jordnötsolja (jordnöt).

1 vitlöksklyfta, krossad

5 ml / 1 tesked salt

225 g / 8 oz nötfärs (malet).

6 stycken vårlökar (salladslökar), skurna i strimlor

1 röd paprika, skuren i strimlor

1 grön paprika, skuren i strimlor

225 g kål, hackad

1 l / 1¾ pt / 4¼ koppar nötbuljong

30 ml / 2 matskedar plommonsås

30 ml / 2 matskedar hoisinsås

45 ml / 3 matskedar sojasås

2 bitar ingefära, hackad

2 ägg

5 ml / 1 tsk sesamolja

225 g genomskinliga nudlar, blötlagda

Hetta upp oljan och fräs vitlök och salt tills den är gyllenbrun. Lägg i köttet och bryn det snabbt. Tillsätt grönsakerna och fräs tills de blir genomskinliga. Tillsätt buljong, plommonsås, hoisinsås, 30ml / 2

en sked sojasås och ingefära, koka upp och låt sjuda i 10 minuter. Vispa äggen med sesamoljan och resten av sojasåsen. Lägg till soppan med nudlarna och koka under omrörning tills äggen bildar trådar och nudlarna är mjuka.

Himmelsk soppa

Det serverar 4

2 vårlökar (salladslökar), hackade

1 vitlöksklyfta, krossad

30 ml / 2 matskedar hackad färsk persilja

5 ml / 1 tesked salt

15 ml / 1 matsked jordnötsolja (jordnöt).

30 ml / 2 matskedar sojasås

1,5 l / 2½ pt / 6 koppar vatten

Blanda ihop vårlök, vitlök, persilja, salt, olja och soja. Koka upp vattnet, häll vårlöksblandningen över och låt vila i 3 minuter.

Kyckling och bambuskott soppa

Det serverar 4

2 kycklinglår

30 ml / 2 matskedar jordnötsolja (jordnöt).

5 ml / 1 tsk risvin eller torr sherry

1,5 l / 2½ pt / 6 dl kycklingbuljong

3 vårlökar, skivade

100 g bambuskott, skurna i bitar

5 ml / 1 tsk hackad ingefärarot

salt-

Urbena kycklingen och skär köttet i bitar. Hetta upp oljan och stek kycklingen tills den är tät på alla sidor. Tillsätt buljong, vårlök, bambuskott och ingefära, låt koka upp och låt sjuda i cirka 20 minuter tills kycklingen är mör. Smaka av med salt innan servering.

Kyckling Och Majssoppa

Det serverar 4

1 l / 1¾ pt / 4¼ koppar kycklingbuljong
100 g kyckling, finhackad
200 g sockermajsgrädde
skiva skinkan, hackad
uppvispade ägg
15 ml / 1 matsked risvin eller torr sherry

Koka upp fonden och kycklingen, täck över och låt sjuda i 15 minuter. Tillsätt sockermajsen och skinkan, täck över och låt sjuda i 5 minuter. Tillsätt ägg och sherry, rör sakta med en stav så att äggen bildar trådar. Ta av från värmen, täck över och låt vila i 3 minuter innan servering.

Kyckling Och Ingefära Soppa

Det serverar 4

4 torkade kinesiska svampar
1,5 l / 2½ pt / 6 dl vatten eller kycklingbuljong
225 g kycklingkött, skuren i tärningar
10 skivor ingefära
5 ml / 1 tsk risvin eller torr sherry
salt-

Blötlägg svampen i varmt vatten i 30 minuter, låt sedan rinna av. Kassera stjälkarna. Koka upp vattnet eller buljongen med övriga ingredienser och låt sjuda i cirka 20 minuter tills kycklingen är genomstekt.

Kycklingsoppa med kinesiska svampar

Det serverar 4

25 g torkad kinesisk svamp

100 g kyckling, strimlad

50 g bambuskott, rivna

30 ml / 2 matskedar sojasås

30 ml / 2 matskedar risvin eller torr sherry

1,2 l / 2 pt / 5 dl kycklingbuljong

Blötlägg svampen i varmt vatten i 30 minuter, låt sedan rinna av. Ta bort stjälkarna och skiva locken. Blanchera svamp, kyckling och bambuskott i kokande vatten i 30 sekunder och låt rinna av. Lägg dem i en skål och kombinera sojasåsen och vinet eller sherryn. Låt marinera i 1 timme. Koka upp buljongen, tillsätt kycklingblandningen och marinaden. Blanda väl och låt puttra i några minuter tills kycklingen är genomstekt.

Kyckling Och Rissoppa

Det serverar 4

1 l / 1¾ pt / 4¼ koppar kycklingbuljong

225 g / 8 oz / 1 kopp kokt långkornigt ris

100 g kokt kyckling, skuren i strimlor

1 lök, skuren i klyftor

5 ml / 1 tesked sojasås

Värm alla ingredienser tillsammans tills de är varma utan att soppan kokar.

Kyckling Och Kokossoppa

Det serverar 4

350 g kycklingbröst

salt-

10 ml / 2 teskedar majsmjöl (majsstärkelse)

30 ml / 2 matskedar jordnötsolja (jordnöt).

1 grön chili, hackad

1 l / 1¾ pt / 4¼ koppar kokosmjölk

5 ml / 1 tesked rivet citronskal

12 litchi

en nypa riven muskotnöt

salt och nymalen peppar

2 citronmelissblad

Skär kycklingbröstet diagonalt från parmesanen i strimlor. Strö över salt och täck med majsstärkelse. Värm 10 ml / 2 teskedar olja i en wok, vänd och häll. Upprepa en gång till. Hetta upp resterande olja och stek kycklingen och chilin i 1 minut. Tillsätt kokosmjölken och låt koka upp. Tillsätt citronskalet och låt sjuda i 5 minuter. Tillsätt litchi, krydda med muskotnöt, salt och peppar och servera garnerad med citronmeliss.

Musselsoppa

Det serverar 4

2 torkade kinesiska svampar

12 musslor, blötlagda och skurade

1,5 l / 2½ pt / 6 dl kycklingbuljong

50 g bambuskott, rivna

50 g mangetout (ärtor), halverade

2 vårlökar (salladslökar), skurna i ringar

15 ml / 1 matsked risvin eller torr sherry

en nypa nymalen peppar

Blötlägg svampen i varmt vatten i 30 minuter, låt sedan rinna av. Ta bort stjälkarna och skär kapslarna på mitten. Ånga musslorna i cirka 5 minuter tills de öppnar sig; kassera de som förblir stängda. Ta bort musslorna från deras skal. Koka upp buljongen och tillsätt svamp, bambuskott, snöärter och vårlök. Koka utan lock i 2 minuter. Tillsätt musslor, vin eller sherry och peppar och låt sjuda tills de är väl uppvärmda.

Äggsoppa

Det serverar 4

1,2 l / 2 pt / 5 dl kycklingbuljong

3 ägg, vispade

45 ml / 3 matskedar sojasås

salt och nymalen peppar

4 vårlökar (salladslökar), skivade

Koka upp buljongen. Vispa gradvis de vispade äggen så att de separeras i trådar. Tillsätt sojasåsen och smaka av med salt och peppar. Servera garnerad med vårlök.

Krabba och pilgrimsmussla soppa

Det serverar 4

4 torkade kinesiska svampar

15 ml / 1 matsked jordnötsolja (jordnöt).

1 ägg, uppvispat

1,5 l / 2½ pt / 6 dl kycklingbuljong

175 g krabbakött, i flingor

100 g skalade pilgrimsmusslor, skivade

100 g bambuskott, skivade

2 vårlökar (salladslökar), hackade

1 skiva ingefära, hackad

några kokta och skalade räkor (valfritt)

45 ml / 3 matskedar majsmjöl (majsstärkelse)

90 ml / 6 matskedar vatten

30 ml / 2 matskedar risvin eller torr sherry

20 ml / 4 teskedar sojasås

2 äggvitor

Blötlägg svampen i varmt vatten i 30 minuter, låt sedan rinna av. Ta bort stjälkarna och skär kapsylerna tunt. Hetta upp oljan, tillsätt ägget och luta pannan så att ägget täcker botten. Koka tills sikta och vänd sedan och tillaga på andra sidan. Ta ur pannan, rulla ihop och skär i tunna strimlor.

Koka upp buljongen, tillsätt svamp, äggremsor, krabbakött, pilgrimsmusslor, bambuskott, vårlök, ingefära och räkor, om de används. Koka upp igen. Blanda majsstärkelsen med 60ml / 4 matskedar vatten, vin eller sherry och sojasås och blanda ner i soppan. Sjud under omrörning tills soppan tjocknar. Vispa äggvitorna med det återstående vattnet tills det blir hårt och häll sakta ner blandningen i soppan under kraftig omrörning.

Krabbasoppa

Det serverar 4

90 ml / 6 matskedar jordnötsolja (jordnöt).
3 lökar, hackade
225 g vitt och brunt krabbkött
1 skiva ingefära, hackad
1,2 l / 2 pt / 5 dl kycklingbuljong
150 ml / ¼ pt / kopp risvin eller torr sherry
45 ml / 3 matskedar sojasås
salt och nymalen peppar

Hetta upp oljan och fräs löken mjuk men inte gyllene. Tillsätt krabbköttet och ingefäran och fräs i 5 minuter. Tillsätt buljong, vin eller sherry och sojasås, smaka av med salt och peppar. Koka upp och låt puttra i 5 minuter.

Fisksoppa

Det serverar 4

225 g fiskfiléer

1 skiva ingefära, hackad

15 ml / 1 matsked risvin eller torr sherry

30 ml / 2 matskedar jordnötsolja (jordnöt).

1,5 l / 2½ pt / 6 koppar fiskbuljong

Skär fisken i tunna strimlor mot säden. Blanda ingefära, vin eller sherry och olja, tillsätt fisken och blanda försiktigt. Låt marinera i 30 minuter, rör om då och då. Koka upp buljongen, tillsätt fisken och låt puttra i 3 minuter.

Fisk och salladssoppa

Det serverar 4

225 g vita fiskfiléer

30 ml / 2 matskedar mjöl (för alla användningsområden).

salt och nymalen peppar

90 ml / 6 matskedar jordnötsolja (jordnöt).

6 vårlökar (salladslökar), skivade

100 g sallad, hackad

1,2 l / 2 pt / 5 koppar vatten

10 ml / 2 tsk finhackad ingefära

150 ml / ¼ pt / generös ½ kopp risvin eller torr sherry

30 ml / 2 matskedar majsmjöl (majsstärkelse)

30 ml / 2 matskedar hackad färsk persilja

10 ml / 2 teskedar citronsaft

30 ml / 2 matskedar sojasås

Skär fisken i tunna strimlor och lägg den sedan i det kryddade mjölet. Hetta upp oljan och fräs vårlöken tills den är mjuk. Tillsätt salladen och fräs i 2 minuter. Tillsätt fisken och koka i 4 minuter. Tillsätt vatten, ingefära och vin eller sherry, låt koka upp, täck och låt sjuda i 5 minuter. Blanda majsstärkelsen med lite vatten och tillsätt den sedan i soppan. Sjud under omrörning i ytterligare 4 minuter tills soppan

ljusnar och smaka av med salt och peppar. Servera beströdd med persilja, citronsaft och soja.

Ingefärssoppa med dumplings

Det serverar 4

5 cm / 2 i bitar av ingefära rot, riven
350 g farinsocker
1,5 l / 2½ pt / 7 koppar vatten
225 g / 8 oz / 2 koppar rismjöl
2,5 ml / ½ tesked salt
60 ml / 4 matskedar vatten

Lägg ingefära, socker och vatten i en kastrull och låt koka upp under omrörning. Täck över och koka i cirka 20 minuter. Häll av soppan och lägg tillbaka den i pannan.

Lägg under tiden mjöl och salt i en skål och blanda lite i taget med lagom mycket vatten för att få en tjock deg. Forma till bollar och häll ner gnocchin i soppan. Koka upp soppan igen, täck och låt sjuda i ytterligare 6 minuter tills gnocchin är genomstekt.

Het och sur soppa

Det serverar 4

8 torkade kinesiska svampar

1 l / 1¾ pt / 4¼ koppar kycklingbuljong

100 g kyckling, skuren i strimlor

100 g bambuskott, skurna i remsor

100 g tofu, skuren i strimlor

15 ml / 1 matsked sojasås

30 ml / 2 matskedar vinäger

30 ml / 2 matskedar majsmjöl (majsstärkelse)

2 ägg, vispade

några droppar sesamolja

Blötlägg svampen i varmt vatten i 30 minuter, låt sedan rinna av. Ta bort stjälkarna och skär kapsylerna i strimlor. Koka upp svamp, fond, kyckling, bambuskott och tofun, täck över och låt sjuda i 10 minuter. Blanda sojasåsen, vinägern och majsstärkelsen tills den är slät, tillsätt den i soppan och låt puttra i 2 minuter tills soppan blir genomskinlig. Tillsätt långsamt äggen och sesamoljan, rör om med en stav. Täck över och låt vila i 2 minuter innan servering.

Svampsoppa

Det serverar 4

15 torkade kinesiska svampar

1,5 l / 2½ pt / 6 dl kycklingbuljong

5 ml / 1 tesked salt

Sänk svampen i varmt vatten i 30 minuter och låt sedan rinna av, bevara vätskan. Ta bort stjälkarna och skär kapsylerna på mitten om de är stora och lägg dem i en stor värmetålig skål. Ställ skålen på galler i en ångkokare. Koka upp buljongen, häll den över svampen och täck sedan över och ånga i 1 timme i kokande vatten. Smaka av med salt och servera.

Svamp Och Kålsoppa

Det serverar 4

25 g torkad kinesisk svamp

15 ml / 1 matsked jordnötsolja (jordnöt).

50 g / 2 oz kinesiska blad, hackade

15 ml / 1 matsked risvin eller torr sherry

15 ml / 1 matsked sojasås

1,2 l / 2 poäng / 5 dl kyckling- eller grönsaksbuljong

salt och nymalen peppar

5 ml / 1 tsk sesamolja

Blötlägg svampen i varmt vatten i 30 minuter, låt sedan rinna av. Ta bort stjälkarna och skiva locken. Hetta upp oljan och fräs champinjonerna och kinabladen i 2 minuter tills de är väl täckta. Avglasera med vinet eller sherryn och sojasåsen och tillsätt sedan buljongen. Koka upp, smaka av med salt och peppar och låt sjuda i 5 minuter. Strö över sesamolja före servering.

Svampäggsoppa

Det serverar 4

1 l / 1¾ pt / 4¼ koppar kycklingbuljong
30 ml / 2 matskedar majsmjöl (majsstärkelse)
100 g svamp, skivad
1 skiva lök, finhackad
nypa salt
3 droppar sesamolja
2,5 ml / ½ tesked sojasås
1 ägg, uppvispat

Blanda lite fond med majsstärkelsen och blanda sedan alla ingredienser utom ägget. Koka upp, täck och låt sjuda i 5 minuter. Tillsätt ägget, rör om med en stav så att ägget bildar trådar. Ta av från värmen och låt vila i 2 minuter innan servering.

Vattenbaserad svamp- och kastanjsoppa

Det serverar 4

1 l / 1¾ pt / 4¼ koppar grönsaksbuljong eller vatten
2 lökar, fint hackade
5 ml / 1 tsk risvin eller torr sherry
30 ml / 2 matskedar sojasås
225 g champinjoner
100 g vattenkastanjer, skivade
100 g bambuskott, skivade
några droppar sesamolja
2 salladsblad, skurna i bitar
2 vårlökar (salladslökar), skurna i bitar

Koka upp vatten, lök, vin eller sherry och sojasås, lock och låt sjuda i 10 minuter. Tillsätt svamp, vattenkastanjer och bambuskott, täck över och låt sjuda i 5 minuter. Tillsätt sesamolja, salladsblad och vårlök, ta av från värmen, täck över och låt vila i 1 minut innan servering.

Fläsk Och Svamp Soppa

Det serverar 4

60 ml / 4 matskedar jordnötsolja (jordnöt).

1 vitlöksklyfta, krossad

2 lökar, skivade

225 g magert fläsk, skuren i strimlor

1 stjälkselleri, hackad

50 g svamp, skivad

2 morötter, skivade

1,2 l / 2 pt / 5 koppar nötbuljong

15 ml / 1 matsked sojasås

salt och nymalen peppar

15 ml / 1 matsked majsmjöl (majsstärkelse)

Hetta upp oljan och fräs vitlök, lök och fläsk tills löken är mjuk och lätt brynt. Tillsätt selleri, svamp och morötter, täck över och låt sjuda försiktigt i 10 minuter. Koka upp buljongen, tillsätt den sedan i pannan med sojasåsen och smaka av med salt och peppar. Blanda majsstärkelsen med lite vatten, häll den sedan i pannan och låt sjuda under omrörning i cirka 5 minuter.

Fläsk och vattenkrasse soppa

Det serverar 4

1,5 l / 2½ pt / 6 dl kycklingbuljong
100 g magert fläsk, skuren i strimlor
3 stjälkar selleri, skurna diagonalt
2 vårlökar (salladslökar), skivade
1 knippe vattenkrasse
5 ml / 1 tesked salt

Koka upp buljongen, tillsätt fläsket och sellerin, täck över och låt sjuda i 15 minuter. Tillsätt vårlöken, vattenkrasse och salt och låt puttra utan lock i cirka 4 minuter.

Fläsk Och Gurksoppa

Det serverar 4

100 g magert fläsk, tunt skivat
5 ml / 1 tesked majsmjöl (majsstärkelse)
15 ml / 1 matsked sojasås
15 ml / 1 matsked risvin eller torr sherry
1 gurka
1,5 l / 2½ pt / 6 dl kycklingbuljong
5 ml / 1 tesked salt

Blanda fläsk, majsstärkelse, soja och vin eller sherry. Rör om för att täcka fläsket. Skala gurkan och halvera den på längden, ta sedan bort kärnorna. Skiva grovt. Koka upp buljongen, tillsätt fläsket, täck över och låt sjuda i 10 minuter. Tillsätt gurkan och låt puttra i några minuter tills den blir genomskinlig. Rör ner saltet och tillsätt lite mer soja om du vill.

Soppa med köttbullar och nudlar

Det serverar 4

50 g risnudlar

225 g malet fläsk (malet).

5 ml / 1 tesked majsmjöl (majsstärkelse)

2,5 ml / ½ tesked salt

30 ml / 2 matskedar vatten

1,5 l / 2½ pt / 6 dl kycklingbuljong

1 vårlök (salladslök), finhackad

5 ml / 1 tesked sojasås

Blötlägg nudlarna i kallt vatten medan du förbereder köttbullarna. Blanda ihop fläsk, majsstärkelse, lite salt och vatten och forma bollar i storleken som en valnöt. Koka upp en gryta med vatten, häll fläskbollarna i den, täck över och låt sjuda i 5 minuter. Låt rinna av väl och låt rinna av nudlarna. Koka upp buljongen, tillsätt fläskfärsbullarna och nudlarna, täck över och låt sjuda i 5 minuter. Tillsätt vårlöken, sojasåsen och resterande salt och låt sjuda i ytterligare 2 minuter.

Spenat Och Tofu Soppa

Det serverar 4

1,2 l / 2 pt / 5 dl kycklingbuljong

200 g konserverade tomater, avrunna och hackade

225 g tofu, tärnad

225 g spenat, hackad

30 ml / 2 matskedar sojasås

5 ml / 1 tesked farinsocker

salt och nymalen peppar

Koka upp buljongen, tillsätt sedan tomaterna, tofun och spenaten och blanda försiktigt. Koka upp igen och låt sjuda i 5 minuter. Tillsätt soja och socker och smaka av med salt och peppar. Sjud i 1 minut innan servering.

Sockermajs och krabbasoppa

Det serverar 4

1,2 l / 2 pt / 5 dl kycklingbuljong
200 g sockermajs
salt och nymalen peppar
1 ägg, uppvispat
200 g krabbakött, i flingor
3 schalottenlök, hackade

Koka upp buljongen, tillsätt majs och smaka av med salt och peppar. Sjud i 5 minuter. Precis innan servering, häll äggen genom en gaffel och snurra över soppan. Servera beströdd med krabbakött och hackad schalottenlök.

Sichuansoppa

Det serverar 4

4 torkade kinesiska svampar

1,5 l / 2½ pt / 6 dl kycklingbuljong

75 ml / 5 matskedar torrt vitt vin

15 ml / 1 matsked sojasås

2,5 ml / ½ tesked chilisås

30 ml / 2 matskedar majsmjöl (majsstärkelse)

60 ml / 4 matskedar vatten

100 g magert fläsk, skuren i strimlor

50 g kokt skinka, skuren i strimlor

1 röd paprika, skuren i strimlor

50 g vattenkastanjer, skivade

10 ml / 2 teskedar vinäger

5 ml / 1 tsk sesamolja

1 ägg, uppvispat

100 g skalade räkor

6 vårlökar (salladslökar), hackade

175 g tofu, tärnad

Blötlägg svampen i varmt vatten i 30 minuter, låt sedan rinna av. Ta bort stjälkarna och skiva locken. Ta med buljong, vin, soja sås och chilisås koka upp, täck och låt sjuda i 5 minuter. Blanda majsstärkelsen med hälften av vattnet och tillsätt den i soppan, rör om tills soppan tjocknar. Tillsätt svamp, fläsk, skinka, peppar och vattenkastanjer och låt sjuda i 5 minuter. Blanda vinägern och sesamoljan. Vispa ägget med det återstående vattnet och häll det i soppan under kraftig omrörning. Tillsätt räkorna, vårlöken och tofun och låt puttra några minuter för att bli varm.

Tofu soppa

Det serverar 4

1,5 l / 2½ pt / 6 dl kycklingbuljong

225 g tofu, tärnad

5 ml / 1 tesked salt

5 ml / 1 tesked sojasås

Koka upp buljongen och tillsätt tofun, salt och soja. Sjud i några minuter tills tofun är varm.

Tofu och fisksoppa

Det serverar 4

225 g vita fiskfiléer, skurna i strimlor

150 ml / ¼ pt / generös ½ kopp risvin eller torr sherry

10 ml / 2 tsk finhackad ingefära

45 ml / 3 matskedar sojasås

2,5 ml / ½ tesked salt

60 ml / 4 matskedar jordnötsolja (jordnöt).

2 lökar, hackade

100 g svamp, skivad

1,2 l / 2 pt / 5 dl kycklingbuljong

100 g tofu, tärnad

salt och nymalen peppar

Lägg fisken i en skål. Blanda vin eller sherry, ingefära, soja och salt och häll över fisken. Låt marinera i 30 minuter. Hetta upp oljan och fräs löken i 2 minuter. Tillsätt svampen och fortsätt fräsa tills löken är mjuk men inte gyllene. Tillsätt fisk och marinad, låt koka upp, täck och låt sjuda i 5 minuter. Tillsätt buljongen, låt koka upp igen, täck över och låt sjuda i 15 minuter. Tillsätt tofun och smaka av med salt och peppar. Koka tills tofun är genomstekt.

Tomatsoppa

Det serverar 4

400 g konserverade tomater, avrunna och hackade

1,2 l / 2 pt / 5 dl kycklingbuljong

1 skiva ingefära, hackad

15 ml / 1 matsked sojasås

15 ml / 1 matsked chilibönsås

10 ml / 2 teskedar socker

Lägg alla ingredienser i en kastrull och låt sjuda upp, rör om då och då. Koka i ca 10 minuter innan servering.

Tomat Och Spenatsoppa

Det serverar 4

1,2 l / 2 pt / 5 dl kycklingbuljong

225 g konserverade hackade tomater

225 g tofu, tärnad

225 g spenat

30 ml / 2 matskedar sojasås

salt och nymalen peppar

2,5 ml / ½ tesked socker

2,5 ml / ½ tesked risvin eller torr sherry

Koka upp buljongen, tillsätt sedan tomaterna, tofun och spenaten och låt puttra i 2 minuter. Tillsätt de återstående ingredienserna och låt sjuda i 2 minuter, blanda sedan väl och servera.

Rova Soppa

Det serverar 4

1 l / 1¾ pt / 4¼ koppar kycklingbuljong
1 stor kålrot, tunt skivad
200 g magert fläsk, tunt skivat
15 ml / 1 matsked sojasås
60 ml / 4 matskedar konjak
salt och nymalen peppar
4 schalottenlök, fint hackade

Koka upp buljongen, tillsätt kålrot och fläsk, täck över och låt sjuda i 20 minuter tills kålroten är mör och köttet tillagat. Kombinera sojasås och konjak krydda efter smak. Koka tills den är varm Servera beströdd med schalottenlök.

Pottage

Det serverar 4

6 torkade kinesiska svampar
1 l / 1¾ pt / 4¼ koppar grönsaksbuljong
50 g bambuskott, skurna i remsor
50 g vattenkastanjer, skivade
8 snöärtor (ärtor), skivade
5 ml / 1 tesked sojasås

Blötlägg svampen i varmt vatten i 30 minuter, låt sedan rinna av. Ta bort stjälkarna och skär kapsylerna i strimlor. Tillsätt dem i buljongen med bambuskotten och vattenkastanjerna och låt koka upp, täck och låt sjuda i 10 minuter. Tillsätt mangetout och sojasås, täck över och låt sjuda i 2 minuter. Låt vila i 2 minuter innan servering.

Vegetarisk soppa

Det serverar 4

¼ kål

2 morötter

3 stjälkar selleri

2 vårlökar (schalottenlök)

30 ml / 2 matskedar jordnötsolja (jordnöt).

1,5 l / 2½ pt / 6 koppar vatten

15 ml / 1 matsked sojasås

15 ml / 1 matsked risvin eller torr sherry

5 ml / 1 tesked salt

nymalen peppar

Skär grönsakerna i strimlor. Hetta upp oljan och stek grönsakerna i 2 minuter tills de börjar mjukna. Tillsätt resten av ingredienserna, låt koka upp, täck över och låt sjuda i 15 minuter.

Vattenkrasse soppa

Det serverar 4

1 l / 1¾ pt / 4¼ koppar kycklingbuljong
1 lök, finhackad
1 stjälk selleri, finhackad
225g vattenkrasse, grovt hackad
salt och nymalen peppar

Koka upp buljong, lök och selleri, täck över och låt sjuda i 15 minuter. Tillsätt krasse, täck över och låt sjuda i 5 minuter. Krydda med salt och peppar.

Stekt Fisk Med Grönsaker

Det serverar 4

4 torkade kinesiska svampar
4 hela fiskar, rena och fjällade
stek olja
30 ml / 2 matskedar majsmjöl (majsstärkelse)
45 ml / 3 matskedar jordnötsolja (jordnöt).
100 g bambuskott, skurna i remsor
50 g vattenkastanjer, skurna i strimlor
50 g kinakål, hackad
2 skivor ingefära, hackad
30 ml / 2 matskedar risvin eller torr sherry
30 ml / 2 matskedar vatten
15 ml / 1 matsked sojasås
5 ml / 1 tesked socker
120 ml / 4 fl oz / ¬Ω kopp fiskbuljong
salt och nymalen peppar
¬Ω salladshuvud, rivet
15 ml / 1 matsked platt blad hackad persilja

Blötlägg svampen i varmt vatten i 30 minuter, låt sedan rinna av. Ta bort stjälkarna och skiva locken. Strö fisken på mitten majsmjöl och skaka av överskottet. Hetta upp oljan och stek fisken i cirka 12 minuter tills den är genomstekt. Låt rinna av på hushållspapper och håll varmt.

Hetta upp oljan och fräs svamp, bambuskott, vattenkastanjer och vitkål i 3 minuter. Tillsätt ingefära, vin eller sherry, 15 ml / 1 msk vatten, soja och socker och fräs i 1 minut. Tillsätt buljongen, salt och peppar, låt koka upp, täck över och låt sjuda i 3 minuter. Blanda majsstärkelsen med det återstående vattnet, häll det i pannan och låt sjuda under omrörning tills såsen tjocknar. Lägg upp salladen på ett serveringsfat och lägg fisken ovanpå. Häll över grönsakerna och såsen och servera garnerad med persilja.

Helbakad fisk

Det serverar 4

1 stor havsabborre eller liknande fisk

45 ml / 3 matskedar majsmjöl (majsstärkelse)

45 ml / 3 matskedar jordnötsolja (jordnöt).

1 lök, hackad

2 vitlöksklyftor, krossade

50 g skinka, skuren i strimlor

100 g skalade räkor

15 ml / 1 matsked sojasås

15 ml / 1 matsked risvin eller torr sherry

5 ml / 1 tesked socker

5 ml / 1 tesked salt

Täck fisken med majsstärkelsen. Hetta upp oljan och fräs lök och vitlök tills de är gyllenbruna. Tillsätt fisken och stek tills den är gyllenbrun på båda sidor. Lägg över fisken på ett ark aluminiumfolie i en ugnsform och garnera med skinka och räkor. Tillsätt sojasås, vin eller sherry, socker och salt i pannan och blanda väl. Häll över fisken, stäng folien ovanpå och grädda i en förvärmd ugn på 150¬∞C / 300¬∞F / gasmark 2 i 20 minuter.

Bräserad sojafisk

Det serverar 4

1 stor havsabborre eller liknande fisk

salt-

50 g / 2 oz / ¬Ω kopp vanligt mjöl (all-purpose).

60 ml / 4 matskedar jordnötsolja (jordnöt).

3 skivor ingefära rot, hackad

3 ramslökar (salladslökar), hackade

250 ml / 8 fl oz / 1 kopp vatten

45 ml / 3 matskedar sojasås

15 ml / 1 matsked risvin eller torr sherry

2,5 ml / ¬Ω tesked socker

Rengör och fjäll fisken och skär den diagonalt på båda sidor. Strö över salt och låt vila i 10 minuter. Hetta upp oljan och stek fisken tills den är gyllenbrun på båda sidor, vänd den en gång och ringla över den med olja medan den tillagas. Tillsätt ingefära, vårlök, vatten, soja, vin eller sherry och socker, låt koka upp, täck och låt sjuda i 20 minuter tills fisken är kokt. Servera varm eller kall.

CPSIA information can be obtained
at www.ICGtesting.com
Printed in the USA
BVHW031539190722
42494BV00014B/654